てんかん診療
はじめの一歩
シンプル処方のすすめ

著
榎 日出夫
聖隷浜松病院てんかんセンター長
小児神経科部長

中外医学社

はじめに

　てんかんの本はたくさんあります。最近はわかりやすい解説書もあり、にぎやかになりましたね。この本は、これまでの類書とは、ずいぶん変わった作りになっています。てんかん症候群に関する教科書的な解説はあえて避け、てんかん診療の「ちょっとした考え方」をぎゅっと詰め込みました。てんかんをどのように扱っていけばよいのか。診断・治療・日常管理にかかわるチップスを盛り込み、教科書にはないニッチな領域を狙っています。実用書でもあり、医学エッセーでもあり。でも、学術書ではないことを、あらかじめお断りしておきます。この本は私の臨床経験をまとめたもので、エビデンスに基づく解説書ではありません。ひとりの臨床家のオピニオンとして、てんかんの「考え方」をお伝えするつもりです。

　以前、朝日新聞デジタルの医療ウェブサイト「アピタル」に「てんかん情報室」というコラムを連載しました（2012年12月～2014年12月、全76編）。「アピタル」はインターネットではよく読まれる医療サイトで、読者層として一般の方を想定しておりました。ところが、結構、ドクターからの反響もあり、学会などで各地を訪れますと、「読んでますよ」と声をかけていただきました。ありがとうございます。この本は、その内容をふまえ、これからてんかん臨床を学ぶ若手の医師を想定して書き起こしたものです。「てんかん情報室」は語り口調の文体が好評でした。これに気をよくして、この本も口語調で綴ってみました。

　「てんかんはわかりにくい」、「とっつきにくい」。

　確かにその通り。わかりにくくて、とっつきにくい。これが研修医の率直な印象でしょう。簡単な目標ではありませんが、だからこそ、やりがいがあるのです。私はてんかん診療を自分のライフワークに選んで、本当に良かったと感じています。これからてんかん臨床の世界へ飛び込む若手のドクターを応援したい気持ちでいっぱいです。本書が、「よし、てんかんをやってみよう」と意欲を高めてくれるきっかけとなればと願っています。

　　2016年5月

　　　　　　　　　　　　　　　　　　　　　　　　　　榎　日出夫

目 次

プロローグ　小児神経科医のお仕事 ……………………………………… 1

第1章　はじめの一歩の質問集 …………………………………… 3

1. 治りますか？ ……………………………………………………… 4
2. 救急車呼びますか？ ……………………………………………… 5
3. 発作のときどうしたらいい？ …………………………………… 7
4. どこが違うの？　ひきつけ、けいれん、てんかん …………… 11
   - コラム　Epi じゃなくて、けいれんでしょ ……………………… 15
5. 発作のとき、口に何か入れますか？ …………………………… 16
6. 薬を飲むと治るんですか？ ……………………………………… 17
   - コラム　過去・現在・未来の質問を受けて …………………… 21

第2章　てんかんは診断学が決め手 …………………………… 23

1. てんかんは「ひとつの病気」ではない ………………………… 24
2. 正しく分類できると、正しく治療できる ……………………… 27
   - コラム　遠くから受診される患者さん ………………………… 32
3. 脳全体の発作か、脳の一部分の発作か ………………………… 33
4. 「黙って坐ればぴたりと当たる」なんてことはない ………… 36
5. 発作を観察しよう ………………………………………………… 39
   - コラム　新米医師　お母さんたちの観察力に驚嘆 …………… 42
6. てんかん発作は「陽性症状」を探せ …………………………… 43
7. 発作型診断のピットフォール …………………………………… 45
8. 発作症候を時系列でとらえる …………………………………… 49
9. 「いつ」、「何をしているとき」発作は起きるか ……………… 52
10. 脳波は重要、されど過信せず …………………………………… 56
11. 見過ごされるてんかん発作 ……………………………………… 60

i

	12	初回の発作はてんかんか	62
	13	2回目の発作はいつ出現するのか	66
		コラム　てんかんと頭痛	70

第3章　発作の増加要因は何か　73

	1	発作の誘発因子を知る	74
	2	よく眠るのも治療のうち	76
	3	テオフィリン関連けいれん	78
	4	抗ヒスタミン薬による誘発	80
		コラム　薬剤誘発　昔話では片づけられぬ	84
	5	抗てんかん薬による発作の増悪	85
	6	光刺激で誘発される発作	88
	7	胃腸炎で出現する発作	91

第4章　日常生活を指導する　95

	1	プールに入ってもいいですか	96
		コラム　てんかんの消失	98
	2	暑い時期、汗は出てますか	99
	3	薬を吐いてしまったとき	103
		コラム　てんかんの子どもの予防接種に慎重だった時代	105
	4	予防接種で発作は増えるか	107
		コラム　Dravet先生に日本酒を勧めた夜	110
	5	予防接種は「注意」して実施	111
	6	子どもの細菌性髄膜炎が減っている	113
		コラム　「知らぬがゆえの不安」という障壁	116

第5章　シンプル処方でいこう　117

| | 1 | シンプル処方で薬剤数を減らす | 119 |

- 2 シンプル処方のタイムリミットを考える ― 121
- 3 シンプル処方の用量は十分に ― 126
- 4 苦しまぎれの合理的併用 ― 131
- 5 やっかいな相互作用 ― 134
  - コラム　是非、この薬でお願いします ― 136

第6章　薬物治療のヒント ― 137

- 1 初回発作で治療を開始するか ― 138
- 2 新規抗てんかん薬を使いこなす ― 143
- 3 新規抗てんかん薬の単剤治療 ― 147
  - コラム　薬の副作用が気になります ― 150
- 4 薬疹は予測できるか ― 152
- 5 抗てんかん薬による体重変化 ― 155
- 6 妊娠女性への抗てんかん薬治療 ― 158
- 7 妊娠女性へのバルプロ酸という悩ましき問題 ― 161
- 8 社会に飛び立つ前に「妊娠を予想した治療計画」を立てる ― 164

第7章　てんかん外科で完治を目指せ ― 169

- 1 治療期間のタイムリミットを考える ― 170
- 2 てんかん外科手術の適応 ― 173
  - コラム　てんかん外科に慎重だった頃を自省する ― 177
- 3 社会に飛び立つ前に発作を止めたい ― 178
- 4 包括的てんかんセンターにおける小児神経科医の役割 ― 181
- 5 てんかんはチームで診療 ― 184
  - コラム　患者さんからの「フォロー」に応えたい ― 186

エピローグ　社会に飛び立つ前に治療方針を決める ― 188

索　引 ― 190

プロローグ　小児神経科医のお仕事

　私は総合病院に勤務している小児神経科医です。まず自己紹介として「小児神経科」について語りましょう。文字通り「小児」の「神経」が担当です。成人の神経内科に相当するわけですが、みなさんのお近くの病院を見回しても、小児神経科はなかなか見つからないでしょう。小児神経専門医は全国に 1,000 名ほど。大学の同期で小児神経科医になったのは私と H 君の 2 人。1 学年で 2 人なら多い方でしょうね。H 君は、いま四国で孤軍奮闘しています。

　慢性疾患には循環器、腎臓、内分泌、血液など、いろいろな領域があります。小児では神経疾患の罹患率が高く、小児科学に占める小児神経学の比重はかなり大きいのです。小児神経科の対象疾患は広範囲に及び、とても書ききれません。てんかん、先天性代謝異常、筋疾患、脳性麻痺、発達障害など。守備範囲が広くて、ひとりの医師で全部なんて、とてもカバーしきれません。小児科診療の片手間でできるような仕事ではなく、専門医療として意識を高めていかないと、ついていけませんね。

　私の母校、岡山大学では小児科とは別に小児神経科が独立しています。全国の大学で小児神経学専従の講座は鳥取と岡山の 2 教室のみ。私は卒後すぐに岡山で小児神経の研修を受けました。故・大田原俊輔教授主宰の教室で、新進気鋭の先輩たちで活気に満ちていました。大田原先生は世界のてんかん学のリーダー。雲の上の大教授。教室の柱は小児てんかん学と脳波学。難治てんかんの診療に明け暮れ、脳波に埋もれるようにして暮らしました。あれから 30 年。岡山での経験は、いまだに私の臨床の柱となって毎日の診療を支えてくれています。

　2002 年、浜松に赴任し、ひとりで子どものてんかんを診ていました。2004 年、仲間ができました。しかも、てんかん外科医。米国留学から帰国した山本貴道医師です。小児神経科医は少ないとはいえ、小児

科学の中ではメジャーな領域です。ところが、てんかん外科医は極めつけの稀少職種なんですね。私はそれまで「てんかん外科という職種の医師」に出会ったことがありませんでした。小児神経科医とてんかん外科医の2人。共同作業の開始です。目指すは「包括的てんかん診療」。「包括的」とは、垣根を越えて一体化というコンセプトです。年齢や治療法の垣根を越え、多職種スタッフが一体となり、ひとつの施設内で治療を完結させる。2008年、院内に「てんかんセンター」を開設しました。

表　てんかん診療における「垣根」と包括的てんかん診療

てんかん診療における「垣根」	包括的てんかん診療
年齢	小児から成人までスムーズなトランジション
治療法	薬物治療からから外科手術まで一貫
スタッフ	医師・コメディカル・事務職員が一体化
施設	ひとつの施設内で治療を完結

　あれから8年。「てんかんをやりたい」というスタッフが次々と集まり、いまや、てんかん外科手術件数は全国トップクラス。日本で有数の施設に育ちました。

　私たちのてんかんセンターでは、子どものてんかんの治療方針を小児神経科医が決断します。診断、薬物療法はもちろん、外科手術の適応、術式、周術期の管理についても、てんかん外科医と協力しながら、小児神経科医主導で活動しています。

　ではこれから、てんかんセンターでの日々の活動から気づいた、さまざまな話題をお届けいたします。エビデンスに準拠した王道の医学からは少々外れた内容も出てまいりますよ。そこは実地医家からのひとつの意見としてご理解ください。

1 はじめの一歩の質問集

　初めててんかんの診断を受けた患者さんは不安でいっぱいです。丁寧に対応し、心配を和らげるように心がけたいものです。てんかん外来では患者さんからの質問がどっさり。特に初診時に多い質問をピックアップしてみました。こういった質問にどう対応するか。臨機応変、アドリブ能力が試される場面ですね。私自身は外来でこのように患者さんにお答えしていますよ、という具体例です。みなさんの外来でも参考にしていだけると思います。

てんかん診療 はじめの一歩

1 治りますか？

うわー、いきなり直球ですね。

初診では、まだ原因検索ができていません。そもそもてんかんかどうか、まだわからないこともあります。てんかんの原因や分類がはっきりするまで、正確なお答えはできません。てんかんは多彩で、いろいろな分類があります。治るのかどうか、はっきりお答えできるのは、分類の診断がついてからです。

でも、初診で、どうしても聞きたいという方には、こうお答えします。

子どものてんかんの大半は治る
でも、一部は大人まで続く

「大半」とは7〜8割くらいと思ってくださいね。

当院での集計ではもともと9割近くでしたが、最近、下降気味です。難治てんかんの患者さんが遠方からも来院されるようになって、集計結果に影響が出ています。6割ほどの病院もあるようです。

治癒率には妙なカラクリがあって、ふつうは「治癒率が高い＝優秀な病院」と思われるでしょうね。でも、そう簡単な話ではないのです。軽症の患者さんが多ければ治癒率が高くなります。重症の患者さんが多ければ治癒率は下がります。地域の市民や医療者から信頼されるようになると、どうしても重症の患者さんが増えます。当院では数年前に比べて治癒率が下がってきましたが、患者数はぐんと増えています。自慢して良いのやら、悪いのやら。

治癒率が6割にしろ9割にしろ、過半数は「治る」わけです。私自身は「治る」と「発作が止まる」は別の意味で使っています。薬を使って発作が止まった状態は、発作を抑えつけることに成功した状態です。治ったかどうかは、別の問題です。「治る」とは、薬を使わなくても何も症状がなく、もう通院する必要がない状態。

ですから、言い換えると、
子どものてんかんは、大半は病院を卒業できます
一部のお子さんは、大人になっても通院が必要です

「寛解」ということばがあります。とりあえず良くなった、という意味合いと理解しています。薬を使って発作が止まった状態は、寛解と言えます。薬を続けなければなりませんが、症状はありません。何も症状がないので、日常生活に支障はありません。「一部のお子さんは大人になっても通院」が必要ですが、通院中でも寛解の方が多いのです。
「寛解」と「治癒」は違います。両者を足せばかなりの割合になることは確かです。

どうでしょう。「治りやすい」と言われて、意外ではありませんでしたか。てんかんは不治の病と言われていたのは、昔の話です。
ただし、ひとりひとりの患者さんの将来の見通しについては、個別に考えていく必要があります。

2 救急車呼びますか？

発作のたびに救急車を呼ぶ患者さんがいます。これはお勧めしません。ほとんどのてんかんの患者さんでは、救急車は不要です。ふつう、1回の発作は、長くは続きません。せいぜい5分まで。救急処置をしなくても、短時間で自力で回復します。短時間の発作で救急車は呼ばなくても大丈夫です。

ごくまれですが発作が長く続くことがあります。持続の長い発作を「重積」と呼びます。駆け出しの頃、「重積は30分以上」と教えられました。30分以上の発作で脳に損傷を生じたという動物実験のデータが

てんかん診療 はじめの一歩

根拠になっているそうです。どのくらい長いと重積と呼ぶか、実際には諸説あり、一定の決まりはありません。30分とはいわず、いつもより長く続いたら重積と考えてください。短い発作を何度も繰り返し、発作と発作の間の時間帯に意識がしっかり戻らないときも重積状態です。

　てんかん発作は「脳の過剰興奮」です。重積状態の脳内で、過剰な放電が嵐のように吹き荒れます。これが長く続くと、脳へのダメージが心配です。重積状態から早く離脱すべきです。重積なら救急車で病院へ行きましょう。

　自宅から近所の救急病院まで、救急車で行くとして、どのくらいの時間がかかるか。10分、20分、30分……。頭の中でシミュレーションしてみてください。先ほどの動物実験の結果をみると、30分を超えない方が良さそうです。短い発作では救急車を呼ばないで、と言いましたが、発作が長く続きそうなら呼びましょう。何分続いたら呼ぶか。おおむね10分くらいが妥当かなと思います。病院まで遠いという場合は、5分でも結構です。

　救急車で病院へ到着したとき、まだ発作が続いていたら、発作を止める緊急処置を行います。第一選択は静脈内への抗けいれん薬の注射です。即効性で、すぱっと効きます。注射をしているうちに、手足のけいれんが止まり、さーっと顔色が良くなりますよ。

　静脈内へ注射薬を入れるための経路、簡単に言うと「点滴」ですね。この経路を作る作業を「静脈路確保」と言います。これが難しいことがあります。ふつうは腕の血管を選びます。けいれんで、手足が硬直している患者さんですよ。ガタガタ震えている腕に静脈路を確保するのですから、かなりの技量が必要です。私たち小児科医は静脈路確保がとても得意です。それでも小さな子どものけいれんでは静脈路確保に手間取ることがあります。そんなとき、液体状の薬を鼻に注入して、まず発作を止めます。鼻以外には肛門から直腸の中に薬を注入することもあります。浣腸薬と同じ要領ですから静脈路確保よりも簡単です。これらは静

脈内注射ほどではありませんが、結構、効きます。

　けいれんを止める坐薬は自宅で使うことができます。おっと、今日は救急車を呼ぶかどうかがテーマでしたね。ちょっと本題からずれてしまいました。話をもとに戻しましょう。

　長い発作では呼ぶ、短い発作では呼ばない

　それでは、呼ばないときは何をすればいいのか、ここが知りたいですよね。

　安全の確保

　発作症状の観察

　発作症状の観察がどれほど重要なことか。私はこれを語りだすと熱くなり、話が長くなってしまいます。発作症候学はてんかん診療の核心ですから、別の章で書かせていただきます。

　発作のとき、これはダメですよ。

　119番に電話をしていたので、発作の様子は見ていません

　電話するより、安全確保と観察の方が大切です。しっかり観察してください。

3　発作のときどうしたらいい？

　前回は救急車を呼ぶかどうかという話題でした。今回は、救急車を呼ばずに自宅で様子を見るときのポイントです。

　安全の確保

　発作症状の観察

が大切でしたね。

　なぜ「発作症状の観察」が重要か。てんかん診断の根幹に関わるからです。てんかんの診断は、発作の症状を問診によって聞き取ることから始まります。発作症状を分析していく作業を「症候学的診断」と言いま

す．主治医が直接，発作を見る機会は少ないので，多くの場合，症候学は問診が頼りです．主治医が目撃者から発作の様相を聞き取る．目撃者は主治医に報告する．

目撃者は正確に報告できるか
主治医は正確に聞き取れるか

症候学というのは，結局，目撃者と主治医の会話です．てんかんの診断は，こうした会話の中から組み立てていくのです．発作を目撃した人は，よく症状を観察し，あとで主治医に報告してください．

安全確保の話を続けましょう．
発作が起きたのは「どこで」，「何をしているとき」でしたか．

| どこで | そこは危険な場所ではありませんか |
| 何をしているとき | 周りに危険なものはありませんか |

階段とか，風呂とか，危険な場面があります．怪我をしたり，溺れたりしないように介助してください．火，刃物，機械など，危険なものから遠ざけましょう．熱いスープやお茶でも，こぼすとやけどするかもしれません．炊きたてのご飯でやけどした患者さんを知っていますよ．植皮が必要でした．

発作のとき吐くことがあります．発作中だけでなく，発作の後でも吐きます．発作の後，患者さんは疲れて，ぼんやりしています．意識がぼんやりしているときに吐くと，吐物が喉に詰まりやすい．仰向けに寝ていると吐物が口の中にたまりやすく，危険です．吐物が口の中からすぐに外に出るよう，横向きに寝かせてください．

吐物を肺の中に吸い込んでしまうかもしれません．肺炎の原因となります．特に重積状態の患者さんはリスクが増します．重積のあとは肺炎

になっていないかどうか注意しています。発熱や咳があれば肺炎かもしれません。

　でも短い発作の場合、吐物を吸い込んで肺炎になったという例はみたことがありません。短い発作では極端に心配する必要はないと思います。

　発作のあと、脳は疲れていて、眠くなります。しばらく眠らせましょう。ふつうの発作では30分から1時間、長くて2時間も眠れば回復します。回復後、頭痛がひどく、嘔吐が続くことがあります。長いと半日続くかもしれません。これでは食事がとれません。こんなときは点滴が必要ですから病院を受診してください。ただし救急車ではなく、ゆっくり落ち着いて来院してくださいね。

　しばらく眠った後、けろっとしている患者さんもあります。元気であれば特に生活を制限する必要はありません。どうぞ学校に行かせてください。

　中心側頭部棘波を示す良性てんかん（benign epilepsy with centro-temporal spikes: BECTS）で服薬中の小学生が明け方に発作をきたしました。軽い発作で、本人はけろっとしていたので、お母さんは本人を学校へ行かせました。念のため担任教師に今朝、発作があった旨を伝えたら、すぐ帰宅して病院に行くように言われたとのことです。「本人は元気だし、特に受診の必要はないですよね、でも病院に行くように学校で言われたので今日は受診しました」とお母さんは笑いながら言われておりました。「てんかん」と言うと、学校では大げさに扱われることが多いですね。学校関係者に対して啓蒙が必要と感じる場面は多いです。

症例　顔がピクピク　これはチックか

　5歳の男児。1年前から顔面がピクピクする症状を繰り返しています。小児科医が診察し、チックと診断。今後の対応よろしく、と私の外来に回ってきました。お母さんが書いた問診票には「叱られた後や疲れたときに顔面をピクピクと無意識にふるわせる」とあります。さあ、チックで良いでしょうか。

　初診時、お母さんに話を聞いてみますと、

- 夜間、睡眠中（入眠期または明け方）に出現
- 右顔面の間代性けいれん、まれに右上肢、極めてまれに右上下肢にも広がる
- 持続は数十秒〜2分、頻度は月に1回程度
- 発作中、呼びかけると反応することがある
- 本人は発作中のことを覚えていることがある

　ははぁ、チックではありませんね。問診上、「中心側頭部棘波を示す良性てんかん（BECTS）*」の可能性が極めて高いですね。脳波で左右の中心部〜側頭部にてんかん性鋭波を認め、診断確定。カルバマゼピン 100 mg/日で発作は消失しました。

解説

　BECTSは特発性局在関連性てんかんです。小児てんかんの15〜25％を占める、代表的な病型です。その特徴は、①4〜10歳に好発、②男児に多い、③睡眠中（特に入眠期、覚醒直前）の片側顔面の間代性けいれん発作、④脳波で中心・側頭部に2、3相性の鋭波が出現し、睡眠賦活で増強、⑤発作予後は良好で、思春期までに治癒する、とされています。単純部分発作にとどまることが多いので、睡眠中の発作でも、途中で覚醒し、本人が呼びかけに反応できる場合もあります。けいれん発作は片側の口周囲に限局することが多いのですが、時には片側上下肢のけいれんや二次性全般化をきたします。もっぱら睡眠中の発作ですが、ごくまれに覚醒時に出現することがあり、この場合には流涎、感覚異常を伴います。本例では覚醒時に急に流涎をきたし、困った本人がティッシュペーパーを口に詰めたというエピソードがありました。これは覚醒

時の発作であった可能性が高いですね。

　本例は小児科医の診察でチックと診断されていました。チックも幼児から学童期に発症し、男児に多いという特徴があります。発症時期と性別がBECTSと近似しており、顔をしかめるような症状を繰り返す場合には両者の鑑別が必要になります。しかし、チックは覚醒時、BECTSは睡眠中の発作です。「いつ発作が出現するか」を確認すれば、両者を混同することはないはずですね。ところが、チックと診断されていたBECTSを私は何例も経験しています。てんかん診療では発作の出現タイミングが重要であり、てんかん専門医による問診では一般的な確認事項です。しかし、一般小児科診療では症状の出現タイミングを確認するという習慣が乏しく、見落とされやすいのですね。なお、「叱られた後」に出現しやすいという母親の訴えは蓋然性がなく、思い込みと考えました。

　BECTSは発作頻度が低いことが多く、睡眠中に限定的なので、薬物治療は必須ではありません。自然治癒が期待できる病態であり、治療介入を行うかどうかは家族と相談して決めます。

＊国際てんかん分類の発表年により、表記が少し異なります。
1989年の分類：中心・側頭部に棘波を持つ良性小児てんかん（benign childhood epilepsy with centrotemporal spike）
2010年の分類：中心側頭部棘波を示す良性てんかん（benign epilepsy with centrotemporal spikes）

4　どこが違うの？　ひきつけ、けいれん、てんかん

　「ひきつけ」と「てんかん」は違うのですか？

　医学用語の使い方は難しいですよね。ひとつひとつ、解きほぐしていきましょう。

　用語には階層があります。階層の位置を考えると理解しやすくなります。

　たとえば「てんかん発作」と「てんかん」の違いについてみてみましょう。

病気の名前	てんかん
症状の名前	てんかん発作

　2つの言葉は階層レベルが違いますね。
　「てんかん」は病気の名前なので、症状の名前である「てんかん発作」よりは上の階層の用語です。
　てんかん発作にはいろいろな形がありますが、そのひとつが「けいれん」です。「けいれん」と「ひきつけ」は同じ意味です。ですから、こうなります。

病気の名前	てんかん
症状の名前	けいれん、ひきつけ

　別の病気にたとえてみましょう。たとえば咳が出ているとします。咳が出る病気にはいろいろありますね。

病気の名前	喘息、風邪、気管支炎、肺炎
症状の名前	咳

　「てんかん」は病気の名前なので、この例に当てはめると「喘息」と同じ階層の用語です。「けいれん」、「ひきつけ」は症状の名前ですから、「咳」と同じ階層です。
　では、最初の質問に戻ります。
　「ひきつけ」と「てんかん」は違うのですか？
　「ひきつけ」は症状の名前、「てんかん」は病気の名前です。ですから「ひきつけ」と「てんかん」は違います。両者は大いに関連がありますが、イコールではありません。
　ここまでは簡単です。ところが、質問文を少し変えて、こうすると、間違う人がたくさん出てきます。

§1　はじめの一歩の質問集

「けいれん」と「てんかん」は違うのですか？

「けいれん」は症状の名前、「てんかん」は病気の名前ですね。ところが臨床現場では、多くの医療者がこの2つをまるで同義語のように扱っています。

「けいれんだ、てんかんに違いない」

もちろん、頭の中ではこの2つの言葉の意味が違うということは理解しているのでしょうが、実際には、けいれんの患者さんをみると、てんかんと思い込む悪癖があります。

「てんかん発作」では「けいれん」が多いのは確かです。しかし、「けいれん」を起こす病気には、ほかにもたくさんあります。「てんかん」は「けいれん」を起こす病気の中のひとつに過ぎません。「けいれん」を生じても「てんかん」ではないかもしれません。

特に、初めて「けいれん」を起こして救急車で搬送されてきた患者さんについて、いきなり「てんかん」を想定することは危険です。

なぜ危険か。「てんかん」よりもさらに緊急度が高い、他の病態を見逃す危険があるからです。

けいれんを起こす病態はたくさんあります。血糖・電解質異常、脱水、中枢神経感染症、脳血管障害、薬物中毒など。多くの場合、てんかんよりも重症度が高く、緊急処置が必要です。けいれんを起こした患者さんをみたら、これらの病態について順を追って確認していく必要があります。

研修医がけいれん患者の救急を担当するとき、私からの質問です。

血液検査で最も重要な項目は何か？

「血糖値です」と答えられたら合格。残念ながら、いままでに合格者はごくわずか。

子どもでは脳血管障害、薬物中毒よりも、血糖・電解質異常が多いですね。

けいれんを起こした患者さんをみたら緊急度の高い病態から順番に考

えていくという臨床トレーニングが必要です。初めから「てんかん」と決めつけてはいけません。ところが、「けいれんだ、てんかんだ、てんかん専門医に回しとけ」という短絡的思考が非常に多く、私たちてんかん専門医を困らせています。

救急車でけいれん　てんかんと思い込むな

たしかに「けいれん」を起こす病気には「てんかん」も含まれますが、すべてではありません。「てんかん」以外にも「けいれん」を起こす病気はいろいろあるので、これらをすっとばして、いきなり「てんかんだろう」、「てんかん専門医へ」というのは、乱暴な話です。

咳の出る病気のたとえ話に戻りましょう。

咳が出るからといって、それだけの理由で喘息とは診断できません。咳が出る病気にはいろいろあり、気管支炎や肺炎の可能性もあります。同様に、けいれんだからといって、いきなりてんかんとは診断できません。風邪と喘息の区別がつけられないようでは困ります。しかし、けいれんをみると、てんかんだと思い込む医師が多いのです。

逆に「てんかん」の側からみてみると、「けいれんを起こさないてんかん」はたくさんあります。てんかん発作にはいろいろな種類があり、意識が途絶えてぼーっとするのみで、四肢のけいれんを伴わない場合もあります。

大切なポイントです。

けいれん　≠　てんかん

初めてけいれんを起こした患者さんについて、いきなりてんかんとは思い込まず、最初は他の病気について救急外来で考えてみる必要があります。

いったん　てんかんを否定してみる

ほかに病気がなさそうなら、そこで初めて、てんかんかもしれないと考えるのです。

コラム

Epi じゃなくて、けいれんでしょ

　ある病棟での話です。患者がけいれんをきたしたと看護師から報告を受けました。
「先生、epi（エピ）です」
もともと、てんかんで入院中の患者さんです。
「epi じゃなくて、けいれんでしょ」
と返すと、看護師はきょとんとしていますね。何を指摘されたのか、まるでわからない。
　この病棟ではけいれん発作のことを epi と呼ぶ慣習があるのです。いつから始まったのか。先輩から後輩へと脈々と受け継がれてきたのです。その都度、「epi は病気の名前、けいれんは症状の名前」と教育してきたつもりですが、なかなか改善されません。
「けいれんのことを epi と呼んではいけない」
「この病棟だけの『方言』だ、よそでは通じないよ」
これが「方言」だということすら、なかなか理解が広がらない。

けいれん ≠ てんかん

けいれんをみたら全部てんかんと思い込む悪癖を解消しなくては。

5 発作のとき、口に何か入れますか？

　だめですよ。何も突っ込まないでください。

　けいれん発作で顎に力が入り、歯を噛みしめる。横で見ていると、確かに舌を噛みそうで心配ですよね。周りの人は一生懸命、口を開けさせようとします。でも、噛む力は強いので、なかなか開けることはできません。ちょっと開いても、すぐに閉じてしまいます。小さな子どもでも猛烈な力で噛んでいます。

　舌を噛んでしまいそうで、見ていられない、口に何か入れなきゃ。たしかに介助者にとって自然な流れでしょうが、これはやめましょう。
　箸を入れると、噛みきって折れる
　折れた箸が口腔内に刺さると、大けが
　スプーンを入れると、歯が折れる
　タオルを突っ込むと、息ができない
　学校での発作の様子について、担任の先生から手紙をいただきました。
　「指を入れて口を開けさせようとしましたが、なかなか開けることができませんでした」
　うーん、指を突っ込むと、噛まれて介助者が怪我をします。この先生は大丈夫だったようですが。

　プロでも対応を誤ります。
　3歳の子どもがけいれんを起こして、救急車で搬送されてきました。見ると、前歯が陥没しています。けいれん発作が続いていたので、救急隊員がバイトブロックを噛ませていたのです。バイト（噛む）、ブロック（防ぐ）。まあ、そういう意味ですから、バイトブロックを口に突っ込んだ心情はわかります。でも、けいれん発作のときに使ってはいけま

せん。バイトブロックの芯はとても硬く、強く噛めば歯をいためます。

　テレビ番組でこんな解説を聞きました。けいれん発作が起きたときの対応について
　「呼吸ができるように気道を確保することが一番です。ご自宅にあるスプーンで結構です。これを口に入れて下さい」
　うわー、ひどい。ある大学の救急の教授です。指導的立場の人物が、これではいかんじゃないですか。

　何も口に入れないで、本当に舌を噛まないのでしょうか？　けいれんの患者さんを大勢みておりますと、やはり噛んでしまった人はみかけます。でも、せいぜい舌先を少し噛んで血が滲んだ程度。噛みきった、とか、大怪我になったという人は、いままでみたことがありません。案外、大丈夫です。

　救急隊員や救急科教授でも間違うのです。でも、みなさんはもう理解いただけましたね。
　口には何も突っ込まない

6　薬を飲むと治るんですか？

　答えは No です。意外でしたか？

　「治りますか？」（4ページ）で、こう説明しました。「治る」とは薬を使わなくても何も症状がない状態。薬を服用して発作が止まった状態は「寛解」。「治る」と「寛解」は意味が違う。
　「抗てんかん薬」は文字通り、「てんかんに対抗する」薬なのですが、残念ながら、てんかんを治す力はありません。抗てんかん薬は発作を止

めるために服用する薬です。抗てんかん薬を内服して、発作が止まった状態が「寛解」です。

　話がややこしくなりました。「てんかん」と「てんかん発作」をきっちりと区別すると理解しやすくなります。

病気の名前	てんかん
症状の名前	てんかん発作

　抗てんかん薬は「てんかん」という病気に現れた「発作」という症状を止める薬です。薬の内服によって発作を止めることができたら、それは「寛解」です。薬は寛解に持ち込むために使うのです。

　寛解状態が長く続くと、てんかんの病勢が落ち着いてきます。てんかん発作を起こすほどの勢いがなくなるのです。ここまで到達できたらしめたもの。薬をやめても、発作は出ません。薬を飲まなくても、何も症状が出ない状態を「治る」といいます。こう書くと、「結局、薬を飲んで発作が止まって、それで治るんじゃないか」と思われるでしょうね。そう単純な話でもないのです。薬の直接的作用で「てんかんという病気が治る」とは、まだ医学的に確認されていません。寛解状態で待っているうちに、患者さんの脳に変化が起きて、次第にてんかんの病勢が落ち着いてくると考えられています。

　私はいつも外来で患者さんにこう話しています。
　自然に治るのを待っているだけ
　こうした脳の変化は子どもで顕著です。大人の患者さんでは、残念ながら、この現象はあまり働きません。「治りますか？」（4 ページ）で、「子どものてんかんは治りやすい」と説明しました。子どもと大人の違いのひとつは、「自分自身で自然に治る力」が強いかどうか。
　子どものてんかんで、薬を飲まなくても自然に治る場合があります。

薬を飲まなくても、ある程度の年齢になると自然に治るのです。ただし、それまでの数年間、薬を飲まないと発作がたくさん出てしまうので、これを抗てんかん薬で抑えて寛解状態にするわけです。

「自分で治る」とき、具体的に脳内で何か起きているのか、諸説ありますが、正確には現代医学でもよくわかっていません。このあたりの脳の仕組みは、私のような臨床現場の医師よりも、大学の研究者の課題です。

でも、日々の診療で「自分で治る力」は確かに存在すると感じます。寛解状態が続いた後、薬をやめても再発せず、私の外来を卒業していく子どもは、毎年続きます。この子たちは、私が治したのではありません。

自分の力で治ったのです

「大人は自分で治る力が強く働かない」と書きましたが、大人の患者さん、落ち込まないでくださいね。「自分で治る力が強いかどうか」と「発作が止まるかどうか」は意味が違います。何度も書きますが「治る」と「寛解」は違うのです。大人は子どもに比べると「自分で治る力」は弱いのですが、薬によって発作を止めて「寛解」に持ち込むことはできます。寛解なら発作がないわけですから、日常生活は健康的で、何も困ることはありません。

もしも内服薬で寛解が難しければ、「てんかん外科」も選択肢のひとつです。

さて話を戻します。
自然に治るのを待っている
薬の直接的作用で治るのではない
自分で治る脳内の仕組みはわかっていない

てんかんの脳内の仕組みについて、研究が進められています。
　てんかんの病態のひとつに、神経細胞同士のネットワーク（神経回路）が関わっています。発作が出やすいような神経回路です。薬によって、この神経回路が修復されるという学説があります。動物実験での話です。まだ、広く認知されている学説というわけではないようですが、これが真実なら、薬の直接的作用で治癒が期待できます。こういう薬が開発されれば、従来の治療では「寛解にはなったが、治癒はまだ」の患者さんには朗報です。あるいは、寛解しない難治な発作も止められるかもしれません。
　未来の医学に期待しています。

コラム

過去・現在・未来の質問を受けて

　てんかんの市民公開講座でたくさんの質問をいただきました。

　どんな質問が多かったでしょうか。いま、どんなことで患者さんが困っているか。質問の内容を見ればわかりますね。これらの質問を、過去、現在、未来の3つの軸に分けてみました。

　まず「過去」。これは、もっぱら「原因は何でしょうか」という質問ですね。

　次は「現在」に関する質問。「本当にてんかんでしょうか」という質問が多く寄せられました。てんかんと診断されても、まだ事実として受け入れられていない様子がうかがえます。診断を受け入れなければ、ずっと足踏み状態で、治療へ進むことができません。何度も発作を起こしていながら、「本当にてんかんでしょうか」という疑念を持ち、まだ治療を開始できずにいる患者さん。ずっと疑念に包まれたままでは次のステップへ進めません。

　さて、最後に「未来」。3つの軸のうち、質問が集中したのは「未来」です。

治るのでしょうか

この質問が最も多かったのです。

患者さんの立場で、最も不安に感じているのは、自分の未来です。

発作が止まっていない患者さんは、

いったい将来、自分はどうなってしまうのか

発作が止まっている患者さんでは、

いつまで薬を飲み続けるのか

将来の見通しについて明確に説明していく姿勢が大切であることを、市民公開講座で改めて実感しました。

てんかんは診断学が決め手 2

　診断学と治療学。医学の2つの柱です。車の両輪であり、どっちが大切かなんて議論は無意味と承知していますが、疾患領域ごとに両輪の大きさが異なるようです。てんかんでは診断学の比重が重いのではないでしょうか。「○○発作にはこの薬」、「□□症候群にはこの治療」とわかっていても、発作型や症候群診断があやふやでは適切な治療に進めません。てんかん診断学は取っつきにくく、教科書を読んだだけではマスターできませんね。ここでは教科書には載っていない「隙間」のようなチップスを集めてみました。さあ、診断学の「はじめの一歩」を踏み出しましょう。

1 てんかんは「ひとつの病気」ではない

「てんかん」とは何か。

まず、ここを押さえておきましょう。結構、難しくて、重いテーマなんです。

WHO の説明[1]を和訳してみますね。

> てんかんとは、繰り返す発作を特徴とする慢性病である。その発作は、短時間の注意の欠落や筋のぴくつき、重症の場合には遷延性のけいれんまで、多様である。発作は突然始まり、通常は短く、一群の脳細胞（ニューロン）の過剰な放電によって生じる。

何だか、わかりにくいですね。

日本神経学会[2]の記載の方が、もうちょっとわかりやすい。

> てんかんとは慢性の脳の病気で、大脳の神経細胞が過剰に興奮するために、脳の症状（発作）が反復性（2回以上）に起こるものである。発作は突然に起こり、普通とは異なる身体症状や意識、運動および感覚の変化が生じる。明らかなけいれんがあればてんかんの可能性は高い。

キーワードを抜き出してみましょう。
- 慢性
- 反復性の発作
- 突然始まる、短い発作
- 脳の病気
- 大脳の神経細胞が過剰に興奮
- けいれん

§2 てんかんは診断学が決め手

このキーワードをもとに再構築して、こんな説明でどうでしょう。

> けいれんを主体とする、様々な「発作」を反復する
> 発作は急に始まって短時間で終わる
> 発作のない時間帯には健康的であり、症状はない
> 慢性病であり、発作は繰り返し発生する
> 発作は脳の過剰興奮によって生じる

書き直しても、まだわかりにくいですね。短文で簡潔に説明するのは難しい病気です。

なぜ、説明が難しいのか。それは、

　てんかんは「ひとつの病気」ではない

からです。

ひとくくりに「てんかん」と呼んでいますが、その中にはいろいろな病態が含まれます。全部を引っくるめて、「てんかんとは何か」を説明しようとすると、抽象的な表現になってしまいます。全体像を語るより、個別の具体的な症状をみていった方がわかりやすいでしょう。

代表的なてんかんの症状をあげてみます。
- 意識が飛んで目つきが変わって呼んでも返事をしない（5歳）
- 手がビクッと動き、たまに全身硬直してガクガク（14歳）
- ぼーっとして、口をもぐもぐする（12歳）
- お辞儀をするように、一瞬、頭をかくんと前に倒す（乳児）
- 吐いた後、ぼーっとして、両目が横に向く（4歳）

どうです？　多彩でしょ。

「口をもぐもぐする」と「両目が横に向く」では、まるで様子が違います。これが同じ「てんかん」と呼ばれる病気の症状とは、不思議に感じませんか。近代医学以前には同じ病気のグループであるとは気づかれなかったでしょう。医学が進歩して、同じ「てんかん」という病気の仲

間として取り扱うようになったのです。

　個性的なメンバーが集まった、いわば寄り合い所帯みたいなものです。この大所帯の中には「発症年齢」、「症状」、「脳波所見」などに共通する特徴を持つ小グループがあります。ひとつひとつの小グループのことを「てんかん症候群」と言います。「てんかん」という大所帯の中に、いろいろな「てんかん症候群」が含まれます。

　てんかんはひとつの病気ではないので、原因も、治療方法も、予後も、多彩です。
　ある患者さんに良かった治療法が、別の患者さんには全く合わないことがあります。
　ある患者さんは治療しなくても自然に治りますが、別の患者さんには強力な治療が必要です。てんかん外科手術で完治する患者さんもいます。一方では手術の対象にはならない患者さんもいます。
　てんかんには分類がたくさんあり、分類が別なら、治療法も別です。ひとりひとり、みんな違います。
　患者さんがインターネットでてんかんの情報を集めるとき、ご自身には全く当てはまらない記事もあるはずです。ネットでは簡単に大量の情報が得られます。この中から自分に合う情報を抜き出さなければなりません。てんかんは多彩なので、情報の取捨選択は大変です。
　たとえば、「てんかんは知能に影響する」という記載がどこかにあったとしましょう。
　「わーっ、大変だ、知能に影響するなんて、困った！」と、心配する患者さんがいます。
　そんなに慌てないでください。てんかんにはいろいろな種類があり、たしかにその中には知能に影響するようなタイプのてんかんもあります。ですから、「てんかんは知能に影響する」という記載は誤りとは言えません。でも、実際のところ、多くのてんかんは直接的には知能に影

響しませんので、これは適切な記述ではありません。「一部のてんかんは知能に影響するが、その他、多くのてんかんでは知能には影響しない」とすべきですが、ネットでは、そんなに細かく書かれていません。

　一部分を見ただけで、全体像を語ってはいけません。ほかの患者さんの病状や治療法が、あなたのてんかんに当てはまるとは限らないのです。

　ではどうしたらいいのか。まず、てんかんの分類を正しく把握することです。同じ分類に属するてんかんなら、同じ治療法が有効でしょう。同じ分類なら、将来の経過も似通っています。逆に、分類が異なる別のてんかんの患者さんの情報を、自分のてんかんに応用すると、間違いのもとです。

【文献】
1) Gastaut H. Dictionary of epilepsy. Geneva: World Health Organization; 1973.
2) 日本神経学会．てんかん治療ガイドライン2010．東京：医学書院；2010．

2 正しく分類できると、正しく治療できる

　「分類」なんて面白くなさそうな話題と思われるかもしれませんが、てんかん学の根幹をなす、大切な考え方です。

　てんかんは「ひとつの病気」ではありません。「ひとつの病気」とはどういう意味か。

　個々の患者さんに共通して、病態が均質ということです。
- 症状が同じ
- 原因も同じ
- 予後も同じ

てんかん全体を見回すと、患者さんごとに、
- 症状が違う
- 原因が違う
- 予後が違う

ので、
　　てんかんは「ひとつの病気」ではない
ということになります。

　いろいろな病態を包括した大きなグループをまとめて「てんかん」と呼んでいます。「てんかん」という大きなグループの中には発症年齢、症状、脳波所見などに共通する特徴を持つ小グループがあります。ひとつひとつの小グループのことを「てんかん症候群」と言います。「てんかん」という大所帯の中に、いろいろな名前の付いた「てんかん症候群」が含まれます。ここまでが復習です。よろしいでしょうか。

　同じ「てんかん」という名前で呼ばれる病気でも、「どの分類か」によって、ずいぶん違います。症状も、原因も、予後も違うわけです。当然、治療方針も違ってきます。逆に、分類が決まると、症状も、原因も、予後も均質であり、治療方針も定まってきます。てんかんを分類する作業を「てんかん分類診断」と言います。

　もうひとつ、別の視点からの分類法があります。それは発作症状の分類です。これも重要。発作の症状について、ひとつひとつ名前が付いています。どのタイプの発作症状なのか、名前を付けて分類するのです。この作業を「てんかん発作型（分類）診断」と言います。

　「病気の名前」と「症状の名前」を分けて考えましょう。

病気の名前	てんかん分類
症状の名前	てんかん発作型

てんかんの診断は、
まず、「てんかんかどうか」を診断する
次に、「発作型診断」および「てんかん分類診断」を行う
という手順になります。個々の患者さんごとに「○○発作を持つ、△△症候群」と診断します。

てんかんは、分類ごとに治療方法がかなり違います。分類に見合った治療法を選択すべきです。長年治療をしているが、なかなか発作が止まらないという場合には、分類を見直してみる必要があります。

てんかん分類が正しくない
　　→　分類に見合った薬が処方されない
　　　　→　発作が止まらない

という図式で発作が止まらない患者さんに、ときどき出会います。
　こういう患者さんに正しい分類に合った薬を処方すると、ぴたっと発作が止まることがあります。何年も止まらなかった発作です。薬を変えた途端、
「先生！　止まりました」
「ひえーっ、止まりましたか！」
　かえって私の方がびっくりすることがあります。「難治てんかん」のように見えて、実はそうではなかったので、「見せかけの難治」と呼んでいます。
　確かに本当に難治性の患者さんもおられて、薬を次々と入れ替えても発作が止まらないことはあります。しかし、「見せかけの難治」ではないかと疑念を持ちながら、常に分類を考えながら治療を進めていく必要があります。

では、具体的にどのように分類されているのでしょうか。まず「てんかん分類診断」を見ていきましょう。国際抗てんかん連盟（International League Against Epilepsy: ILAE）で検討され、数年ごとに改訂されています。最新のてんかん分類は2010年[1]に発表されたものです。この新しい分類法が使いやすいかというと、そうでもありません。正直な話、実用には適さず、ほとんど普及していないのが実状です。2010年の前は2006年と2001年に更新されました。すこぶる評判が悪く、全く利用されなかったという経緯があります。その前は1989年[2]。これはとてもわかりやすい分類です。総合的にみて優れているので、いまだに1989年の分類（表1）が主流となっています。

表1 てんかん・てんかん症候群　国際分類（ILAE、1989年）

局在関連性てんかんおよび症候群
特発性
症候性
潜因性
全般てんかんおよび症候群
特発性
潜因性あるいは症候性
症候性
焦点性か全般性か決定できないてんかんおよびてんかん症候群
特殊症候群

　1989年、2001年、2006年、そして2010年。分類法は何回も改訂されており、同じ病態に対する命名法が異なる場合もあります。みなさんがてんかんについて情報を集める場合、分類法が乱立しているので、混乱してしまうでしょうね。早く分類を確立させる必要がありますが、世界中の研究者同士で意見の食い違いもあり、なかなかまとめるのは難しいようです。大切な規準にもかかわらず、いまだ定まらず、数年ごとに変化しており、てんかん治療医を悩ませる結果となっています。

続いて「発作型診断」。こちらも数年ごとに改訂され、最新版は2010年[1]です。しかし、新しいものが使いやすいとは言えない状況です。古い分類への評価がすこぶる高く、現在でも1981年の分類[3]（表2）が主流です。

日本神経学会ガイドライン[4]でも「てんかん発作型およびてんかん・てんかん症候群および関連発作性疾患分類のグローバルスタンダードは何か」というclinical questionに対し、現時点では「発作型分類」は1981年、「てんかん分類」は1989年のものが用いられる、としています。本書でも主として1981年[3]と1989年[2]の分類をもとに話を進めていくことにします。

表2 てんかん発作型 国際分類（ILAE、1981年）

部分発作
　単純部分発作
　複雑部分発作
　二次的に全般化する部分発作
全般発作
　欠神発作
　ミオクロニー発作
　間代発作
　強直発作
　強直間代発作
　脱力発作
未分類の発作

「てんかん分類」と「発作型分類」はともに、てんかん学の双璧をなす概念です。しかし、30年前の古い業績がいまだに主流なのです。先人の英知を賞賛するか。後人の努力不足と嘆くか。

【文献】
1) Berg AT, Berkovic SF, Brodie MJ, et al. Revised terminology and concepts for organization of seizures and epilepsies: report of the ILAE Commission on Classification and Terminology, 2005–2009. Epilepsia. 2010; 51: 676–85.
2) Commission on Classification and Terminology of the International League Against Epilepsy. Proposal for revised classification of epilepsies and epileptic syndromes. Epilepsia. 1989; 30: 389–99.
3) Commission on Classification and Terminology of the International League Against Epilepsy. Proposal for revised clinical and electroencephalographic classification of epileptic seizures. Epilepsia. 1981; 22: 489–501.
4) 日本神経学会．てんかん治療ガイドライン2010．東京：医学書院；2010.

コラム

遠くから受診される患者さん

　遠方から患者さんが来られることがあります。途中に大きな病院がいくつもあります。そこを素通りして、わざわざ浜松まで。遠いところを来ていただいて、恐縮です。

　遠方の病院に行ってみようという動機は何でしょう。治療がうまくいっていないのか？

　なかなか発作が止まらない、という理由なら、てんかん外科手術が可能かどうか検討していきます。ところが難治てんかんの患者さんばかりかというと、実はそうでもありません。つい最近、発症して、「まだ治療が始まっていない」、「治療が始まったばかり」という患者さんが遠方から受診されることも結構多いのです。

　発病したての患者さんは、なぜ遠くまで足を運ぶのでしょうか。診察していて不安感が伝わってきます。地元の病院でてんかんと診断され、不安な気持ちが高まる。いろいろ思い悩むことは多いでしょう。不安を解消しきれない患者さんはインターネットに頼ります。ネットの情報は、こういった不安や疑問の解決に役立つことがあります。逆にインターネットで調べたがゆえに、かえって混乱する場合もあります。てんかんは「ひとつの病気」ではありません。ひとりひとり病状が異なります。原因も治療法も、ひとりひとり違うのです。ほかの誰かが書いたネットの情報が、あなたのてんかんに当てはまるとは限りませんよ。インターネットを検索して、さらに不安が高まる。

　発病したてで遠方から来院される患者さんは、不安のピークにあります。心構えとして、そうした背景を理解した上で診察します。私の役割は誤解と不安を取り除くこと。

　遠方からは繰り返し通院できません。まず、1回のみの診察です。1回で誤解と不安を解消し、今後の計画を立てる。なかなか大きな仕事です。1時間は当たり前。2時間、話し込んだこともあります。

　医師としての力量が問われる、一期一会の機会です。

3　脳全体の発作か、脳の一部分の発作か

ここまでの復習です。

病気の名前	てんかん分類
症状の名前	てんかん発作型

でしたね。

てんかんの診断は、

まず、「てんかんかどうか」を診断する

次に、「発作型診断」「てんかん分類診断」を行う

という手順です。個々の患者さんごとに「○○発作を持つ、△△症候群」と診断します。

てんかんは「ひとつの病気」ではなく、いろいろな種類があり、分類を確認することが重要です。分類作業がうまくできたかどうかで、その後の治療成績はかなり変わります。

結局、てんかんの診断とは、分類していく作業そのものです。

発作型診断　＝　発作型を分類する作業

てんかん分類診断　＝　てんかんを分類する作業

ここでは発作型の話を進めましょう。まず2つに分けます。

全般発作

部分発作

「てんかん発作は脳の過剰興奮によって起きる」のであり、

過剰興奮が脳のどの部位で始まるか

がポイントです。全般発作と部分発作は、過剰興奮が始まる部位によって分けます（表3）。

脳に過剰興奮を生じると、その部分の機能が過剰になります。その結

表3 発作起始はどこか

全般発作	脳全体で一斉に過剰興奮が始まる
部分発作	脳の一部分で過剰興奮が始まる

果、けいれんなど、さまざまなてんかん発作の症状が現れます。脳の機能は複雑で、部位ごとに多彩。ですから、過剰興奮が起きる部位ごとに、てんかん発作の様相も異なります。

　ここで例題です。「意識」、「けいれん」、「姿勢」の3項目に絞って症状を分析してみましょう。これは全般発作でしょうか？　部分発作でしょうか？

意識	完全に失う
けいれん	全身のけいれん、左右差なし
姿勢	保持できず、倒れる

　答えは全般発作。全般発作では、脳全体が一斉に発作に包まれます。脳の中に健常な機能を保っている部分はなく、全体が発作を起こします。意識は完全に失われ、けいれんは全身で左右差がなく、姿勢を保てず倒れます。
　一方、部分発作では脳の一部分に発作を生じます。たとえば、こんな症状は部分発作です。

意識	遠のくが、少しは返事ができる
けいれん	なし
姿勢	しっかり立てないが、何とか姿勢を保っている

　この例題は極端に「単純化」しました。その方がわかりやすいと考えたからです。何事にも例外はありますが、大胆に無視しています。まず

大雑把に、このように理解していただければ良いと思います。てんかん学を勉強された方は、「じゃあ二次性全般化発作はどうなるのか」と疑問を持たれたことでしょうが、これについては「発作型診断のピットフォール」（45ページ）で扱います。

さて、部分発作の場合、脳の一部分といっても、その範囲が狭い場合や広い場合、いろいろですから一言では書ききれません。範囲が狭いか広いか。部分発作における「意識」について、例をあげてみましょう。
　A．発作が脳内のごく狭い範囲内に限局すれば、意識は保たれる
　B．脳内で中等度の広がりがあれば、意識が少しぼんやりする
　C．脳内で広い範囲に発作が生じると、全く返事ができない
　部分発作では意識が正常な場合もあれば、返事ができないくらい意識レベルが下がっている場合もあります。AからCまで、段階はさまざまです。たとえばBタイプの部分発作では脳内には発作が波及しない領域も残っており、そこは機能を保つので、少しは返事ができたり、発作中のことを覚えていたりします。「もうろうとしているが、呼びかけるとうなずく」ことができるのは、少しは意識が残っている証拠です。
　一方、全般発作では意識を完全に失うのです。これと部分発作のCは、なかなか見分けがつきません。
　時間経過も大切です。発作の始まりから終わりまで、ずっとAの状態のこともあります。
　始まりはAで、次第にBになり、最後はC、というように、時間の流れとともに進展することがあります。
　「けいれん」も同じように考えていくと、全般発作か部分発作か、わかってきます。
　　体の一部分だけのけいれん（手だけ、足だけ、顔だけ）
　　左右差のあるけいれん（両側性だが片方が強い、もしくは片側のみ）
　これらのけいれんは、部分発作です。

発作型診断は、てんかん診療のスタート地点です。全般発作と部分発作を分けるだけで、これだけの作業が必要です。複雑な分析ですが、時間をかけて検討する価値があります。ここを丁寧にこなしたかどうかは、治療成績にずいぶん影響します。全般発作と部分発作では治療方針が違うからです。

　長年、発作が止まらず、「難治てんかん」とみなされていた患者さんに、分類を再考して治療を変えると、ぴたっと発作が止まることがあります。「見せかけの難治」ですね。分類が正しくないと、こんなにも難治化するのか。逆に、分類が合っていると、こんなにすっと止まるのか。こういう患者さんにお会いして、分類の大切さを改めて実感します。
　「見せかけの難治」を退治するためにも、分類はきちんとこなしましょう。

4 「黙って坐ればぴたりと当たる」なんてことはない

　発作型診断の話を続けます。
　全般発作と部分発作は、過剰興奮が始まる部位によって分けるのでしたね。
　簡単な話のように思われるかもしれませんが、なかなかどうして、実際には全般発作と部分発作の二大別が難航することがあります。なぜ難航するのか。その理由を理解していただくために、「どうやって発作型を判断するか」を考えていきましょう。

　発作型診断は発作症状を聞き取って判断します。問診が主体です。意識を失う発作の場合、患者さん自身は発作の最中のことを覚えていません。本人から聞き取ることはできませんので、目撃者から聞き取ることになります。

まず、最初の問題点は、目撃者同伴で受診しているかどうか。子どもの場合、家族同伴で来院されますね。たいていはお母さんと一緒です。お母さん自身が目撃者ならよいのですが、そうでない場合に困りますね。お父さんが目撃者で、お母さんは発作を見ていない。学校で発作があり、友だちしか見ていない、家族は見ていない。自室で倒れ、誰も見ていなかった。

　診察室では細かく尋ねます。実際に発作を見た人でなければうまく答えられないでしょう。目撃していない人にあれこれ尋ねても、どういう発作だったのか、細かな点がわかりません。初診では可能な限り目撃者同伴で来院していただくようにお願いしています。

　次の問題点は、目撃者がきちんと発作を観察できていたかどうか。初めてのけいれんの場合、発作の詳細をきちんと観察し、正確に報告できるのは、かなり肝の据わった人だけです。慌ててしまい、何が何だかよくわからない。これが普通。たしかに発作は目撃したが、いざ報告しようとしても、よく覚えていない。初めてなら当然でしょう。この場合、目撃者同伴で受診されていても、結局、担当医は発作の詳細を把握できないわけです。

　ここに、てんかん診療の特殊性があります。てんかんの患者さんは、てんかん発作を生じている、その短い時間帯だけ症状が現れます。そのほかの時間帯は何も症状がありません。診察室内で発作を起こすことは滅多にありません。診察室内では健康な人と何ら変わりはないわけです。

　ほかの病気ならどうでしょう。たとえば肺炎。熱が出て、痰のからんだ咳。呼吸が苦しそう。胸に聴診器を当てて、呼吸音を確認することができます。検査しましょう。血液検査、X線。異常所見が見つかりました。肺炎の診断に「目撃者」は不要です。本人がひとりで受診し、診察と検査。これで診断可能です。いくつか問診しますが、あまり多くを語らなくてもいいでしょう。極端な話、肺炎は「黙って坐っていても診断可能」なのです。

てんかんでは、こうはいきません。
「黙って坐れば、ぴたりと当たる」なんてことはない

　根掘り葉掘り、いっぱい質問しますので、ひとつひとつ、お答えいただきたい。私はその患者さんの発作を、実際には見たことがないのです。そして、今、私の目の前にいる患者さんは、診察室内では健康そうに見えます。いろいろ話を聴いて、私の頭の中で発作の様子を再現し、映像化します。その映像化の結果、発作型診断が完成するのです。

話を聴いて医師の頭の中で映像化する、それが診断

　肺炎のようなほかの病気とは、診断の方法論が異なります。「黙って坐っていても診断可能」な病気の診療とは全く異なる世界です。

　初めててんかん外来を受診される方は、こういった特殊な方法論に慣れていませんので、びっくりされるようです。いろいろ尋ねていきますと、こっちも熱が上がってきます。返答に窮した患者さんが「そんなこと、わかるわけない」と怒り出して、うーん、しつこすぎたかなと反省することもあります。てんかんは、いままで罹ったほかの病気（たとえば肺炎）とは全く診療手法が異なりますから、初めての受診では問診手順に違和感があって当然でしょう。

　検査すれば、わかるんじゃないか？　肺炎ならX線に影が映る。てんかんなら脳波でわかるんじゃないですか？　しつこい質問はそのくらいにして、さっさと検査してくださいよ。その方が手っ取り早いでしょ。
　いや、それが、そうでもないのです。

> Our seizure classification is based exclusively on ictal seizure semiology, either as reported by the patient or observers or as analyzed directly during video monitoring. No EEG findings or other test results influence the classification.

Hans Lüders 先生の言葉です[1]。てんかん発作分類は発作症候学に基づいて行われ、脳波、その他の検査所見の影響を受けない、と書かれています。症候学は、問診で発作症状の詳細を聴いて、発作の様子を頭の中で映像化する手順のことです。Lüders 先生は、発作型診断は純粋に症候学のみで行い、脳波検査は参考にしない、と言われているのです。

まさにその通り。問診こそが、診断の決め手です。黙って坐っていたら、いつまでも診断がつきません。じっくり話を聴かせてください。

【文献】
1) Lüders H, Acharya J, Baumgartner C, et al. Semiological seizure classification. Epilepsia. 1998; 39: 1006–13.

5 発作を観察しよう

発作型診断の解説を続けます。だんだんと、難しい話になってきました。「どうやって診断するのか」という仕組みを知っていただければ、「どんな情報を集めればよいのか」がわかってきますね。

「てんかんは『ひとつの病気』ではない」（24 ページ）で紹介した症状を例題としましょう。それぞれ発作型は何でしょうか？

①意識が飛んで目つきが変わって呼んでも返事をしない（5 歳）
②手がビクッと動き、たまに全身硬直してガクガク（14 歳）
③ぼーっとして、口をもぐもぐする（12 歳）
④お辞儀をするように、一瞬、頭をかくんと前に倒す（乳児）
⑤吐いた後、ぼーっとして、両目が横に向く（4 歳）

答えは、
①全般発作か部分発作か、まだわからない
②全般発作

③全般発作か部分発作か、まだわからない

④全般発作か部分発作か、学問的に議論あり

⑤部分発作

　では、ひとつひとつ解説していきます。簡単なものから順番に見ていきましょう。

　まず②。14歳という年齢も考慮すると、てんかん分類診断は「若年ミオクロニーてんかん」の可能性を考えます。発作型はミオクロニー発作（手がビクッと動く）、と強直間代発作（全身硬直してガクガク）で、いずれも全般発作に属します。

　次は⑤。たった1行だけの情報ですが、それでもプロの目から見ると、この症状が部分発作であることは明白です。Panayiotopoulos症候群*を想定した例題です。

　④はてんかん性スパズムの可能性が高いと考えられます。てんかん性スパズムは昔から全般発作と考えられてきたのですが、現在は「全般発作か部分発作か不明」とされています。

　困ったのは①と③の発作です。もうちょっと情報がないと全般発作か部分発作か区別できません。そこで、さらに問診で診断を詰めていきます。

- 姿勢は保てますか？
- 視線は合いますか？
- 少し返事ができますか？
- 発作中のことを本人は覚えていますか？
- 発作の直前はどうですか（前触れがありますか）？
- 発作の後はどうですか（すぐ元気になりますか）？
- 持続時間はどのくらいですか？

*本書は主として1989年の国際てんかん分類に基づきますが、Panayiotopoulos症候群は1989年の分類に記載されていません。疾患概念が国際分類に反映されたのは2001年で、Panayiotopoulos症候群との命名は2010年です。

患者さん自身は発作のことをよく覚えていないことが多いので、これらの質問に答えるのは目撃者の役目です。うまく答えられるかどうか？　発作の様子をよく観察していないと、なかなか答えられませんよね。受診の際は、日頃の発作の様子を詳しく観察しておきましょう。でも、まだ1、2回しか発作がない、発症初期の患者さんの場合、これらの質問に全部答えるのは難しいでしょうね。わかる範囲でお答えをお願いします。

　どういう点に注目して観察すればよいか。発作症状の観察ポイントを表4に示しました。特に発作中には「眼、手、足、顔の向き」に左右差がないかどうか、よく見ていてください。四肢が突っ張ってけいれんを起こしているとき、左右差があるかもしれませんね。眼の様子は特に大切です。開眼しているか、閉眼しているか。開眼していれば、眼球がどこかに偏位していないかどうか、観察できます。右あるいは左に寄っていませんか。両眼球が上方に偏位すれば、「白目をむく」という状態になります。持続時間を尋ねると「ちょっとでした」「長かったです」と答えられる方が多いです。「ちょっと」ではわかりません。大雑把で構いませんので「だいたい何秒」「だいたい何分」か教えてください。

表4　発作症状の観察

いつ	覚醒・睡眠、時間帯、平日・休日
何をしているとき	運動中、入浴中、TVを見ていて、泣いていて
発作前	前兆はあるか
発作中	開眼・閉眼、眼球偏位、頭部の向き、四肢、姿勢、発声
発作後	回復は速やかか、麻痺はあるか
随伴症状	顔色、嘔吐、呼吸、発声など
持続時間	秒の単位ですか、分の単位ですか

　てんかん外来を受診されるときは、こんなふうに細かな点を質問されますので、答えられるように準備をお願いします。

新米医師　お母さんたちの観察力に驚嘆

　医師免許をとって最初の受け持ちは急性脳症の女の子。数日で亡くなりました。2人目はてんかんの男の子。あれは土曜日の午後でしたね。見よう見まねで自分で脳波電極を貼り付け、発作狙いで脳波をとっておりました。すると発作が出現。複雑部分発作でした。実際の発作と同時進行で、脳波計の針がしゃかしゃか音を立て、波形がどんどん変化する。興奮しました。そのときの光景が、いまでも鮮明に頭に焼き付いています。当時、岡山大学小児病棟には難治てんかんの子どもが大勢いました。病床の半分を超えたこともありましたね。病棟では毎日のように子どもが発作を起こします。あっちで廊下を走り回って遊んでいた子どもが倒れてけいれんしているかと思うと、こっちでは別の子が発作です。付き添いのお母さんは、それまで自分の子どもの発作しか見たことがなかったのですが、こうして入院しますと、ほかの子どもの発作を目撃することになります。てんかんの発作は多彩で、患者ごとに様相が異なります。いろいろな発作があるんだということを、否が応でも学ぶ機会になります。初めはびっくりされているようでしたが、しばらくすると観察力が上達しますね。「先生、Aちゃんが発作です、眼は左でした、それからBちゃんの発作は口がもぐもぐでした」。入院が長期になってきますと付き添いのお母さん方に連帯感が生まれ、ほかの子の発作も詳しく観察できるようになっていました。新人医師はこうしてお母さん方から教育を受けて育てられました。

6　てんかん発作は「陽性症状」を探せ

　てんかん発作は脳の過剰興奮によって生じます。「興奮」が重要なポイントです。多くの場合、てんかん発作を起こすと意識レベルが下がります。レベル低下の程度はさまざまです。ちょっと下がっただけのこともありますし、完全に意識を失うこともあります。

　　意識レベルの低下　＝　脳の活動低下

と考えるのが素直な発想でしょう。ところが、てんかん発作の場合には、こんな単純な図式は当てはまりません。意識レベルが下がるからといって、脳が活動しなくなっているわけではありません。逆に、発作中の脳は過剰に興奮しています。適切な脳活動の範囲を超えて過剰に興奮し、「正常な脳活動ができなくなって」意識を失うのです。

　てんかんに限らず、神経系の病気には「陽性症状」と「陰性症状」があります。

　　陽性症状　＝　あるはずのない症状が出ること
　　陰性症状　＝　あるはずの機能が欠落すること

　四肢のけいれんは陽性症状です。だらんと力が抜けて、脱力していれば陰性症状です。てんかん発作は「脳の過剰興奮」なので、「陽性症状」を伴います。発作中に様子を詳しく観察すれば、体のどこかに「陽性症状」があるはずです。四肢がだらんと脱力していたら陰性症状なのですが、そのとき顔を見てください。「歯を食いしばる」「開眼する」「眼球が右や左、あるいは上に向く」。これらは陽性症状です。

　この考え方はとても役に立ちます。ここでは「陽性症状を探す」作業についてお話ししましょう。

　たとえば「気を失って倒れた」という患者さんを想定しましょう。てんかんの場合もありますし、そうでない場合もあります。「倒れた」というだけでは、てんかんかどうか、まだわかりません。てんかんなら、

倒れたとき、どこかに陽性症状があるはずです。

　特に「開眼・閉眼」は重要です。しっかり観察しましょう。

開眼しているか、閉眼しているか

眼球がどこかに寄っていないか

「意識を失っているが、開眼」していれば、眼瞼に陽性症状があることになります。眼球が右とか左とか、あるいは上に向いていれば、それも陽性症状です。これらの陽性症状があれば、てんかん発作の可能性が高くなります。

　逆に、体のどこにも陽性症状がなく、ただ単に倒れて意識がない、という場合は、てんかん発作ではない可能性が高いですね。

「気を失って倒れた」患者さんは、てんかんの外来に紹介されることが多いです。陽性症状がない場合、すぐにてんかんを考える必要はありません。どこかに陽性症状があるのかどうか、発作を目撃した人から状況を聞き出すことができれば、診断の確率は高くなります。

　てんかんかどうか判断する重要な根拠のひとつです。

陽性症状を探せ

　ただし「陽性症状があるので、てんかん」とは即断できません。そう単純には診断できません。でも大いに参考にはなります。

　もう少し突っ込んだ話をしましょう。実は脳の過剰興奮によって、必ずしも「陽性症状」ではなく、「陰性症状」が出る場合もあります。非常に複雑な話で、こんなことを書くと、かえってみなさんが混乱してしまうかもしれませんが、それが事実です。それでも、てんかん発作の場合は「全身すべて陰性症状のみ」ということは考えにくく、「陽性症状」がどこかに存在するはずです。陽性症状が陰性症状と混在していてもかまいません。

　てんかんかどうか。もうひとつの診断根拠として、脳波も参考にしま

す。脳波は何を見ているのでしょうか。脳の過剰な興奮とは、言い換えると「過剰な電気活動」です。過剰な電気活動は「過剰な脳波活動」として脳波に記録することができます。

　まとめましょう。「脳の過剰興奮」は、
　陽性あるいは陰性症状
　過剰な脳波活動*
として「脳の中」から「脳の外」に現れてくるのです。脳はブラックボックス。中で何が起きているのか、外からはわかりません。「過剰興奮」はブラックボックスの中で発生するので、外から直接見ることができません。「陽性・陰性症状」「脳波活動」は、ブラックボックスの中から外に現れてきた、貴重なサインです。せっかくのサインですから、見逃さないで、精密に評価したいのです。

*過剰な脳波活動の代表は棘波（spike）です。発作時脳波では、過剰な脳波活動に伴って、むしろ低振幅化することもあります。

7 発作型診断のピットフォール

　発作型診断はてんかん専門医でもたびたび迷います。ここでは発作型診断のピットフォールについてお話ししましょう。

　例題です。これは全般発作でしょうか？　部分発作でしょうか？

はじめは右手だけ震えていた
そのうち右足にも広がり、右手と右足が同時に震え始めた
そして、最後は全身のけいれんになった

最終的には全身のけいれんです。だからといって、これを全般発作と考えてはいけません。全般発作と部分発作は脳が過剰興奮をきたす部位で分けるのですが、重要なポイントは、

発作の「始まり」はどこか

はじめは右上肢のけいれん。このとき脳内では左半球の一部が過剰興奮をきたしています。過剰興奮の「始まり」が「脳の一部分」ですから部分発作です。いったん始まった発作は時間経過とともに変化しています。次の段階では右下肢にもけいれんが広がりました。左半球内で過剰興奮の範囲が広がったのです。最終的には全身のけいれんになりました。部分発作が時間経過とともに脳内で広がって、最終的には脳全体が過剰興奮したのです。これが「二次性全般化発作」です。はじめは狭い範囲で起きていた過剰興奮が、だんだんと広がって、ついには脳全体が発作を起こした状態です。

なーんだ、簡単だ、と思われたでしょうね。さて、ここからがピットフォールの話です。みなさんがこの発作の目撃者だとして、主治医に報告する場面を想像してください。どのように説明しますか。

発作の目撃者にとっては、発作後半の全身けいれんの様子が重症のように感じられ、強く記憶に残っています。すると「全身が震えていました」と医師に訴えるでしょうね。その言葉を素直に受け止めた主治医は「全般発作」と診断します。

でも、実際には二次性全般化発作でした。部分発作の一型であり、全般発作ではありません。主治医は実際の発作を見ていません。目撃者の報告を受けて、発作型診断を行っていきます。実際に発作を見たあなたが、「全身のけいれんです」と報告すれば、主治医は「全般発作」を頭に浮かべます。

診断が間違った方向へ向かってしまった瞬間です。こうして誤診が生まれます。発作型診断の誤りにより、治療の失敗を招く結果となるで

しょう。

　てんかん発作型診断は、

　話を聴いて頭の中で映像化する、それが診断

　目撃者のあなたの頭の中に「全身ががくがく震えている」発作が映像化されています。その映像をそのまま報告すると、担当医の頭の中には「全般発作の映像」が想起されます。でも実際にはこれは部分発作です。「全般発作の映像」が作成されては困ります。こうして、いとも簡単に間違った方向へ流れやすいのです。

　いかに発作型を正しく診断するか。長年、てんかんの診療をやっておりますと、問診法に熟達してきます。その極意は、

　人の言うことを素直には信じない

「あまのじゃく」な性格です。誤診を避けるために「目撃者の証言を鵜呑みにしない」習慣が必要です。確かに目撃者から話を聞かないことには診断はできないのですが、その話を何の疑問も持たずに受け入れることは危険です。

　なんて素敵な言葉の響きでしょうか。

　患者の訴えに耳を傾ける

　でもあえて、私は言います。

　てんかん専門医は「あまのじゃく」

　人の言うことを信じない

　てんかん専門医を全員「あまのじゃく」と言い切ってしまうと失礼にあたりますので、ここは「榎はいつも『あまのじゃく』」に書き直しておきましょう。「患者の訴えに耳を傾ける」のではありますが、その訴えを言葉通りに受け取ってしまうと診断の方向を見失う危険があります。

　発作観察のエキスパートのようなお母さんもいますが、多くの場合、みなさんは発作の観察に慣れていません。不慣れな目撃者から、いかに正確な情報を引き出すか。聞き出す方法論が「あまのじゃく」です。「全身が震えていました」と聞いたとき、すぐにカルテに「全般発作」

と書くのではなく、まずは「いや、全身ではないかもしれない」と考えてみるのです。
「右側と左側、けいれんの大きさは同じでしたか？」
「最初から全身でしたか？」

　紹介元の医師からの情報も、鵜呑みにすると失敗する危険があります。ある小児科医から電話があり、「毎日10回くらい全身けいれん、すぐ診てほしい」。すぐに入院していただき、実際にこの目で発作を観察しましたが、どこがどうしてこれが「全身けいれん」なのか？　私が知っている「全身けいれん」とは似ても似つかぬ発作型です。「自動症*」と呼ばれる症状で、いわゆる「けいれん」ではありません。自動症は部分発作の徴候です。治療は部分発作に準じて行います。全般発作とは治療方法が異なります。紹介元の医師から「全身けいれん」との連絡を受けても、まずは「いや、全身けいれんではないかもしれない」というふうに「あまのじゃく」をしないと診断を間違うことになります。

　てんかんでは、なかなか発作が止まらない場合、発作型診断が正しいかどうか再検討してみる必要があります。「お母さんは体全体のけいれんと言っていたけど、本当は部分発作じゃなかったのか」なんて要領で「あまのじゃく」するわけです。私はこうして毎日、「あまのじゃく」な性癖を駆使して仕事を続けています。性格は悪くても、診断が正しい方がいいじゃないか、と自分に言い聞かせています。
　みなさま、お許しください。

＊自動症
　複雑部分発作において意識混濁に伴って生じるさまざまな動作を自動症と言います。代表的なものは、「口部もぐもぐ」、「舌をピチャピチャ鳴らす」、「手でまさぐる」、「鼻をこする」、「歩き回る」、「四肢を大きく振り回す」。このケースでは四肢を振り回して暴れているかのような動作、いわゆる「身振り自動症」でした。

8　発作症候を時系列でとらえる

　てんかん発作型診断は、

　話を聴いて頭の中で映像化する、それが診断

でしたね。この映像。スナップショットでは役不足です。ワンシーンだと派手な映像だけが強調され、その結果、二次性全般化発作を全般発作と見誤るという事例を 45 ページで紹介しました。発作症候は時間の流れに沿って確認していきましょう。

　スナップショットじゃなく、ムービーで

　発作の「始まり」、「半ば」、「終わり」を時系列で、ムービーとして頭の中に映像再生するのです。

　ムービーでとらえると、どんなメリットがあるのか。ここでは具体例として Panayiotopoulos 症候群を取り上げます。この本は教科書ではないので「○○症候群の症状はこれこれ」という解説は避けることにしています。ただ「発作症候を時系列でとらえる」練習課題としてうってつけなので、「症候群の解説をしない」という執筆方針を破って、この症候群を紹介いたします。

　Panayiotopoulos 症候群は 4〜5 歳を中心に発病します。その特徴は 3 つ。

　嘔吐、眼球偏位、意識混濁

　最大の特徴は「嘔吐」。特に注目すべきは嘔吐のタイミングです。「発作前」、「発作中」、あるいは「発作後」か。この症候群では「発作前」に嘔吐を認めます。正確には、発作の前に吐くというよりも、「吐くこと自体がてんかん発作」なのです。一般的に、てんかんでは発作が終わった後に吐くことがありますが、これは発作の随伴症状であって、嘔吐そのものはてんかんの発作症状ではありません。Panayiotopoulos 症候群では発作の初発症状が嘔吐であることが特徴です。

次の特徴は眼球偏位。両眼が右または左へ共同偏視します。そして、最終的には意識レベルの低下をきたします。

症状を時系列でみると、こんな展開になります。

> 突然、吐き始める
> 次第に両眼が右に寄ってきた
> そのうち、ぼーっとして呼びかけに反応しなくなる

このような時系列での流れを確認できたら、Panayiotopoulos 症候群の可能性が高いと考えるのです。

では、症候学はこの辺りまでにして、この症候群について、もう少し解説を加えておきます。

Panayiotopoulos 症候群では発作の回数が少ないという特徴があります。総発作回数が 3 回以内の患者さんが全体の 8 割を占めます。特発性局在関連性てんかんに属し、BECTS（10 ページ）の次に頻度の高い症候群です。年齢依存性のてんかんであり、成長とともに自然治癒が期待できます。このように発作の総回数が少なく自然治癒するので、抗てんかん薬は不要とする意見があります。

さて、国際てんかん分類にこの症候群の概念が初めて記載されたのは 2001 年です。正式に「Panayiotopoulos 症候群」という名称が用いられたのは 2010 年でした。

国際てんかん分類は数年ごとに改訂されていますが、新しい分類の評判が悪く、古い分類がいまだに使われているという話を「正しく分類できると、正しく治療できる」（27 ページ）で書きましたね。現在、主に使われている分類は 1989 年のもので、これには Panayiotopoulos 症候群が載っていません。1989 年分類に記載がないので、一般の小児科医にはほとんど知られておりません。発症頻度はかなり高く、子どもでは珍しい病気ではありませんが、ほかのてんかん症候群に比べて知名度が

劣ります。急に発作を起こして救急車で病院に搬送されても、その病院の小児科医は Panayiotopoulos 症候群を知らないというのが実状です。四肢にけいれんを生じることもあります。けいれんがあれば、搬送先の救急外来で「てんかんかもしれない」との判断がつきます。しかし、けいれんをきたさないこともあります。けいれんを合併しない場合、この症状をみて「てんかんだ」と思いつくのは難しいと思います。Panayiotopoulos 症候群について、あらかじめ知識がないと、この症状からてんかんを想起することは難しいでしょう。実際、救急の現場では、「理由はよくわからないが、吐いて顔色が悪く、意識状態が悪い子ども」として扱われることが多いのです。何度も救急車で運ばれて、結局、診断がついていない場合があります。

　こんな紹介状を受け取りました。

嘔吐後の意識消失、1年間に4回

　紹介状を見ただけで Panayiotopoulos 症候群かなと予想がつきます。ポイントは「嘔吐後」の「後」という情報ですね。初診時の問診です。

　榎：「目が寄っていませんか？」

　母：「はい、いつも寄っています」

　たったこれだけの会話で診断可能です。あとは検査で確認作業をするだけ。救急の現場に立つ医師は、この病気についての知識を持ち合わせておく必要があります。

　Panayiotopoulos 症候群の診断では、「いつ吐くか」が問題となります。問診で「嘔吐あり」という情報を得たら、「それはいつか」を確認しましょう。発作終了後の嘔吐は非特異的な症状ですが、発作の前（すなわち眼球偏位、意識混濁、けいれんの前）に吐いたのなら、診断的意義の高い徴候ということになります。

　発作症状の時間的な流れを把握する。そういう習慣をつけるようにしましょう。

9 「いつ」、「何をしているとき」発作は起きるか

　てんかん発作型診断は「話を聴いて頭の中で映像化」するという話題を続けます。発作の始まりから終わりまで、時系列に沿って確認していくのでしたね。この作業を私は「ムービー」にたとえました。

　さて、ムービーのトップシーンはどの場面でしょう。発作が始まった瞬間ですか？

　問診技術をさらに向上させる、一工夫を紹介しましょう。

いつ、何をしているときですか？

　トップシーンが「発作が始まった瞬間」のムービーでは物足りません。「いつ」、「何をしているとき」発作は起こるのか。発作が「始まる前」のシーンを頭の中に再生したいのです。

　「『いつ』『何をしているとき』発作は起きるか」の確認項目を表5に示しました。順に見ていきましょう。

表5 いつ、何をしているときに発作は出現するか

いつ	覚醒・睡眠、時間帯、平日・休日
何をしているとき	運動中、入浴中、TVを見ていて、泣いていて

　「いつ」発作が出ますか？　「覚醒」、「睡眠」、どっちですか？

　これだけでもずいぶん診断精度が上がりますよ。「症例：顔がピクピク　これはチックか」（10ページ）をご覧ください。顔面に発作を繰り返したBECTSをチックと見誤ったケースでしたね。チックは覚醒時、BECTSは睡眠時の発作ですから、「いつ発作が出現するか」を確認しておけば、混同するはずはありません。ふだんから「いつ」を意識して問診をとりましょう。

　「症例：覚醒か　睡眠か　診断の分かれ道」では「覚醒」、「睡眠」のタイミングを確認することの重要性を理解いただけると思います。

§2 てんかんは診断学が決め手

「いつ」発作が出ますか？「時間帯」はどうですか？
　若年ミオクロニーてんかんなど、思春期の特発性全般てんかんでは、朝、覚醒後に多い傾向があります。

「いつ」発作が出ますか？「平日・休日」で発作に偏りはないでしょうか？
　学校内のみ発作を起こす中学生。自宅では発作をきたしません。症状もてんかん発作の特徴を欠いており、心因性非てんかん性発作（psychogenic non-epileptic seizure: PNES）と診断しました。

「何をしているとき」ですか？
　運動中の意識消失のエピソードを2回繰り返した10歳男児が、その都度、脳波や頭部MRIを施行されても異常はなく、「てんかん疑い」として紹介されてきました。結局、循環器疾患でした。前医では心電図が記録されていません。原則として、
　てんかん発作は運動中には出現しにくい
　運動中の意識消失なら、まず先に循環器疾患を想定すべきです。
　「症例：幼稚園でいざこざがあったとき」（54ページ）は「何をしているとき」に発作が出るのか、そこが診断の鍵となったケースです。

「いつ」、「何をしているとき」発作は起きるのか。
　この2点を確認することで、ぐっと真実に近づくことができますよ。

症例　覚醒か　睡眠か　診断の分かれ道

　13歳の中学生女子。1年ほど前から発作を繰り返していました。かかりつけのA病院では、発作間欠期に脳波異常がみられないことから「思春期のストレス」と診断され、薬物治療は受けていませんでした。不登校だったこともあり、家族は「ストレス」との診断に納得されていたようです。しかし、次第

に発作頻度が増し、ついに群発。救急車で当院へ搬送され、初診で入院しました。

発作性疾患の問診では、「いつ」発作が出現するか確認することが重要です。では、お母さんに聞いてみます。

榎：「いつ、発作が出ますか？」

母：「眠っているときです」

この1年間の発作はすべて睡眠中だったというのです。睡眠中の発作なら「ストレス」ではありませんね。発作症候は右口角からが始まり、右上肢へ広がる間代性けいれんで、Todd麻痺を伴いました。発作間欠期脳波で頻回にspikeを検出し、発作時脳波でてんかん性変化を確認しました。前頭葉てんかんと診断し、カルバマゼピンで発作は抑制されました。

解説

このケースは、当初、脳波異常がないことからてんかんを否定され、心因性非てんかん性発作（PNES）を伴う不登校とみられていたわけです。発作間欠期に脳波異常がなくても、症候学的にてんかん発作とみなされる症状を繰り返した場合には、てんかんと診断することができます。「検査に異常なし＝心因性」という短絡は慎まなければなりません。「検査偏重＋問診軽視」の実例で、失礼ながら言わせてもらえば若いドクターに多いパターンです。「いつ、発作が出ますか」という簡単な質問だけで、診断がガラッと変わるという実例です。

症例

幼稚園でいざこざがあったとき

5歳から脱力する発作を繰り返している男児です。前医で脳波検査を施行されましたが異常はみられず、経過観察となりました。次第に頻度を増し、「部分てんかん、複雑部分発作」の診断で紹介されてきました。初診時の問診票にお母さんはこのように記入されました。

「半年ほど前から体の脱力感があり、右の手足に力が入らなくなり、体が一

§2 てんかんは診断学が決め手

時的に不自由になる」
　さて、何でしょう？　では、問診を進めていきます。
　榎：「何をしているときに発作が出ますか？」
　母：「幼稚園で叱られたときや、いざこざがあったときです」
　これではまだ診断にたどり着けません。もう一押し。
　榎：「泣いたときですか？」
　母：「はい、いつもそうです」
　もう、おわかりですね。泣いたときに一時的に「右の手足に力が入らなく」なるのです。問診上、「もやもや病」でほとんど決まりといってよいでしょう。頭部 MRI/MRA および脳血管撮影でもやもや病の診断を確定。Encephalo-duro-arterio-myo-synangiosis（EDAMS）で改善しました。

解説

　啼泣後に一過性に出現する片側性の脱力であり、症候学的にもやもや病が第一に考えられたケースです。初診時に問診だけで「てんかんは否定的であり、もやもや病の可能性が高い」と説明することができました。検査を実施したのは、その説明の後です。てんかんなどの発作性の疾患は問診によって診断の大勢が固まるということを理解していただけるケースだと思います。問診による発作症候の確認が不十分だと、診断の方向性を誤る危険がありますね。

　「何をしているときに発作が出現するか」という質問が診断に結びつきました。もともと母親は「泣いたとき」に脱力することを知っていました。しかし、お母さんとしては、それが重要な項目であるとは理解されていなかったので、自発的には申し出られませんでした。医師から質問しなければ、この情報を引き出すことはできません。「何をしているときに」と質問したとしても、当を得た回答が得られるとは限りません。このケースの場合、当初の答えは「叱られたとき、いざこざがあったとき」でした。これでは診断に到達できません。母親が記入した問診票の症状から、あらかじめもやもや病を想定していたので、さらに「泣いたときですか？」と質問を追加することにより、重要な情報を得ることができたわけです。

10 脳波は重要、されど過信せず

教科書的な見解だと、これが常識ですよね。

てんかん診療に脳波は必須である

たしかにそうなんです。脳波の知識がないとてんかんの診療はできません。でも、こういう常套句は鵜呑みにしないでいただきたい。「てんかんは脳波異常を伴うに違いない」という誤解を生みやすいからです。

えーっ、「てんかんは脳波異常を伴う」というのは誤解なんですか？という声が上がりそうですね。はい、そうです。誤解です。

「てんかんは『ひとつの病気』ではない」（24 ページ）で、てんかんの定義についてしつこく追求しましたね。読み返してみてください。どこにも「脳波異常を伴う」とは書いていません。てんかんは発作間欠期に脳波異常を伴うことが多いのですが、必発ではありません。逆に、脳波異常があったからといって、それだけではてんかんとは断定できません。

あえて書きます。

脳波では、てんかんを診断できない

どうも私は過激な物言いが過ぎるようなので、もう少し穏やかに書き直しましょう。

脳波をとっても、てんかんかどうか、確定できないことがある

「意識消失発作」との主訴で紹介されるケースで、

脳波をとれば、わかるんじゃないか

と考えるのは、てんかんに詳しくないドクターが抱く幻想です。意識消失時に何が起きたのか、実際の症状を明確に把握しなければなりません。脳波に異常があるかどうかは診断に決定的ではないのです。意識消失発作の患者に脳波異常が検出されたとしても、てんかんとは診断できないケースがあります。後述する「症例：意識消失を繰り返したが、て

んかんではない」（58 ページ）に具体例をあげます。

「症例：覚醒か　睡眠か　診断の分かれ道」（53 ページ）では、当初、脳波異常がなく、心因性非てんかん性発作と診断されています。このケースでは脳波を重視しすぎています。てんかんの診断に際し脳波が重要とはいえ、発作間欠期の脳波を過信すると失敗することがあります。参考程度に見ていくという姿勢も必要ですね。脳波には偽陽性・偽陰性どちらもあり得るので、脳波のみで診断を確定することはできません（表6）。

表6　脳波異常の有無とてんかん診断

脳波異常あり	だからといって、てんかんとは断定できない
脳波異常なし	だからといって、てんかんは否定できない

図1に「てんかん」、「けいれん」、「脳波異常」の3者の関係を示しました。3者の交わりにより7つの領域に区切られます。すべての領域、それぞれ症例が存在するのですよ。たとえば、「けいれん」で「脳波異常」があっても「てんかん」とは診断できないケースがあります。

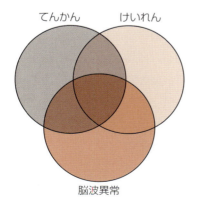

図1　てんかん、けいれん、脳波異常の相互関係

3要因の交叉領域、すなわち図の中央の領域はてんかんの典型例であり、診断に迷いません。実際の臨床ではその他の領域どこでも症例が存在します。たとえば「脳波異常」を伴う「てんかん」だけれども「けいれん」はない、というケースは日常的に経験しますね。欠神発作や複雑部分発作のみを呈する症例がこれに相当します。

「症例：抗ヒスタミン薬によって誘発された幼児のけいれん」（82 ページ）を参照ください。無熱性けいれんと脳波異常の組み合わせですが、てんかんとは診断しませんでした。

　発作症候と脳波は車の両輪です。ところが、てんかんは「ひとつの病気」ではないので、病態ごとに性格が異なります。診断学における脳波の比重は、てんかん症候群ごとに違うのです。

　「脳波・臨床症候群（electroclinical syndromes）」という概念が2010年の国際てんかん分類で採用されました。小児ではWest症候群やBECTSなどがこれに相当します。脳波・臨床症候群は、脳波と発作症候を併せて診断しますので、脳波所見が特に重視されます。発作間欠期の脳波に特徴的な所見を伴います。

　一方で、脳波・臨床症候群に属さないてんかんもあります。その代表は「海馬硬化症を伴う内側側頭葉てんかん」でしょう。この場合、発作間欠期に脳波異常を認めないことも多く、診断に脳波異常が必須とはいえません。

　症候学と脳波は車の両輪とはいえ、症候群ごとに両輪のサイズが違うのですね。

　脳波には限界があります。限界を知った上で使うのであれば強力な道具です。しかし、限界を理解せず脳波を過信すると失敗のもとです。脳波による判断は、その限界を知る医師のみに許される技です。

　結局、「てんかんの専門家」とは、「脳波の限界を知っている医師」のことだと理解しています。

症例

意識消失を繰り返したが、てんかんではない

　13歳の女子です。意識消失発作を2回繰り返し、前医で脳波異常を指摘されました。てんかんと診断され服薬を勧められましたが、家族が同意せず。無

§2 てんかんは診断学が決め手

治療で経過観察となっています。さらに3回目の発作をきたして当科へ紹介されました。発作性疾患の問診では「何をしているときに発作が出現するか」が重要でしたね。では、このケースで過去3回の発作が「何をしているとき」に出現したのか、まとめてみましょう。
- 1回目：コンタクトレンズ装着、初めての練習
- 2回目：卒業式練習、立って合唱していたとき
- 3回目：予防接種筋注で痛みを訴えたとき

1回目と3回目は恐怖と痛み、2回目は起立持続が誘因となった可能性があると考えました。

次に、発作症候を確認します。3回とも四肢のけいれんはありませんでした。1回目と3回目では発作中に閉眼持続と報告されています。2回目の発作では開閉眼の状態が確認されていません。「てんかん発作は『陽性症状』を探せ」でしたね（43ページ）。「けいれん」や「開眼持続」といった陽性症状を欠いていますね。

以上より、このケースは症候学的にはてんかんではなく、血管迷走神経性失神の可能性が高いと判断しました。

当院での脳波検査には異常を認めず、経過観察としたところ、4回目の発作がありました。
- 4回目：鼻出血に対して耳鼻科で鼻粘膜焼灼術を受けたとき

これも血管迷走神経性失神と診断しました。

解説

前医で脳波異常を指摘されていますが、当院での再検査では異常を認めておりません。実際にはこのケースの場合、脳波異常の有無で診断は左右されません。症候学的にてんかんではなく、失神と診断しております。失神と診断したケースにおいて偶発的に脳波異常を合併していても、失神の診断が覆されるわけではないのです。脳波異常があろうがなかろうが、このケースでは症候学的診断を優先しました。「脳波を過信せず」という態度が必要です。

11 見過ごされるてんかん発作

「てんかん」と聞いて、どんな症状を思い浮かべますか？
全身がガクガク震えて、泡を吹いて倒れる
巷では、いまだにこんな印象で、てんかんがとらえられています。「泡を吹いて倒れる」という固定観念は根強く、一人歩きしています。

「脳全体の発作か　脳の一部分の発作か」（33 ページ）で発作型診断の話をしました。全般発作と部分発作に分けるのでしたね。全般発作でけいれんを生じますと、確かに「全身がガクガク震える」という形になります。部分発作でも二次性全般化（46 ページ）をきたしますと、全身のけいれんとなります。しかし、部分発作では「ぼーっとする」発作が多いのです。意識レベルの低下を伴う部分発作を「複雑部分発作」と呼びます。「複雑」という用語は「単純」と対をなします（表 7）。

表7　単純および複雑部分発作は意識レベルが異なる

単純部分発作	意識は正常に保たれる
複雑部分発作	意識レベルが低下し、ぼーっとする

複雑部分発作では意識レベルが下がって、ぼーっとしますが、その程度はさまざまです。
- 視線が合わない
- 動作が止まる
- 呼びかけても返事をしない
- 返事はできても、ちゃんとした会話ができない
- 座ったまま、立ったまま、歩き続けたまま、倒れない

動作のようなしぐさを伴うことがあります。「自動症」（48 ページ）です。

§2 てんかんは診断学が決め手

- 口をもぐもぐ動かす
- 舌をぴちゃぴちゃ鳴らす
- 手をもぞもぞ動かす
- 四肢を大きく振り回す

患者本人は発作中のことを覚えていない方が多いですね。時には、少しくらいは覚えているという場合もあり、表8のような体験を語る患者さんもいます。

表8 部分発作における自覚症状

幻視	ないはずのものが見える
幻聴	聞こえないはずの音が聞こえる
デジャブ（既視感）	以前にも同じ場面を経験したような感覚に包まれる
ジャメブ（未視感）	見慣れた場面のはずなのに、初めての体験のように感じる

さあ、イメージはつかめましたか。「てんかんは全身がガクガク震えて、泡を吹いて倒れる」という固定観念とは、かなり様子が違うことがおわかりいただけたと思います。

ここでひとつ、ポイントがあります。
ぼーっとする発作は、見た目が地味
「全身がガクガク震える」は、見た目が派手です。周りの人がびっくりして、すぐに病院へ連れて行きます。ところが、ぼーっとするタイプの複雑部分発作は、こんな派手な症状ではありません。そのため、なかなか病気だと気づいてもらえないのです。

全般発作にしろ、複雑部分発作にしろ、てんかんの特徴として、
患者本人は自覚症状が乏しい

自分がどうなっていたか、本人は記憶がないことが多いのです。自分自身が病気であることに気づきにくい。この点で、てんかんは他の病気と大きく異なります。症状を自覚していないので、自ら進んで病院を受診することはありません。周囲の人が気付いて、受診を促し、ようやく受診されるわけです。どうして受診しなきゃならないのか、本人は納得できないので、なかなか受診したがらない人もいます。

　では、周囲の人は、患者さんに、すぐに受診を勧めてくれるか？ぼーっとする発作は「見た目が派手でない」ので、何回か繰り返しても、周囲の人には大したことはないと思われてしまいます。「ふざけてやっている」、「たまたま、ちょっとぼーっとしただけ」。最初は周りの人もそんなふうに思うでしょう。何か変だなと気づかれていても、重病には見えないので、そのままになってしまう。受診までに何年もかかってしまうことがあります。

　<u>てんかん発作が見過ごされている</u>

　「てんかんは泡を吹いて倒れる」という固定観念を捨て去らなければなりません。

12　初回の発作はてんかんか

　「てんかんは『ひとつの病気』ではない」（24 ページ）で、てんかんの定義を紹介しました。WHO[1] と日本神経学会[2] の定義に共通するキーワードは、

　慢性

　反復性

　日本神経学会の定義では「2 回以上」と明記されています。つまり、発作が 2 回以上ないと、てんかんとは診断しないということです。

　ここで私はとても不思議に思いました。

では、1回目はどうなのか？

この定義に従うと、1回目はてんかんに相当しないことになります。

すべてのてんかん患者さんで、初めて発作を起こした瞬間があります。いままでに何回も発作をきたしている患者さんでも、初めの1回目があったはずです。初回の発作はてんかんではなくて、2回目から急にてんかんになるのでしょうか。

「それはおかしいんじゃないか」。ずっと疑問に思ってきました。

私は岡山大学でてんかん学の研修を受けました。当時、「1回目はまだてんかんじゃない、2回目からてんかん」と教わった記憶はありません。岡山では、1回しか発作がない患者さんでも、てんかんとみなされる条件がそろっていたら、てんかんと診断していました。

私は2002年に浜松に赴任しました。初めて東海地方に来て、驚きましたね。こちらでは「1回目はてんかんじゃない、2回目からてんかん」という考え方が一般的でした。

てんかん医療文化には地域差がある

と実感した次第です。定義に厳密に従うと「2回以上」となりますので、東海の文化が普遍的、岡山が小数派だったのでしょう。しかし、浜松移住当初は面食らいました。そんな考え方もあるのかと。

ここでの問題は「初回の発作でてんかんと診断するかどうか」です。「初回の発作で薬物治療を開始するか」という問題とは別です。てんかんと診断した後、治療を開始するかどうかについては、別に検討されるべきです。ここでは治療の是非を問うているのではなく、診断を確定するかどうかの問題を話題としておりますので、その点を理解していただいた上で読み進めてください。

とにかく当時の私は、1回目と2回目が別の扱いとなることに非常に強い違和感を覚えておりました。

違和感を持っていたのは私だけではなかったようです。海外では、この問題について議論が続けられ、逐次、提案が行われてきました。

2005年、国際抗てんかん連盟（ILAE）と国際てんかん協会（IBE）は、

　てんかんの診断に2回の発作は要求されない。発作が1回のみでも、再発をきたし得るような持続的な脳障害があれば診断できる

と提案[3]しました。

　2008年にはEpilepsia増刊号に"Management of a first seizure"と題する特集が組まれ、初回発作の取り扱いに関するさまざまな話題が提供されました。この中で、

　てんかん症候群と確定された患者の必ずしも全員が2回以上の発作を有する、あるいは将来有するというわけではない

という見解が提案されています[4]。

　2014年、ようやく定義の問題が決着しました。ILAE Official Report[5]として「てんかんの実用的臨床定義（A practical clinical definition of epilepsy）」が発表されたのです。表9を順番に見ていきましょう。まず第1項。24時間以内に発作が2回出現した場合、その後の再発率は単回の発作と同等であることがわかっています[4]。そこで「24時間以内に出現した2回の発作」と「間隔を空けて生じた2回の発作」を区別することになっています。「てんかんは発作が2回以上」というとき

表9　てんかんの実用的臨床定義

てんかんは、下記のいずれかの状況によって規定される脳の疾患である。
1. 24時間を超える間隔を空けて出現する少なくとも2回の非誘発性（もしくは反射性）発作
2. 1回の非誘発性（もしくは反射性）発作を生じ、その後10年間にわたる発作再発率が2回の非誘発性発作後の一般的な再発リスク（60%以上）と同等とみなされる状態である
3. てんかん症候群と診断されている

（Fisher RS, et al. Epilepsia. 2014; 55: 475-82[5] より）

の「2回」とは、24時間以上の間隔が空いている必要があります。

次に第2項。英語の原文がとてもわかりにくいので、直訳では意味をつかみにくいですね。何度も読めば、だんだんとわかってきます。2回の非誘発性発作後の再発リスクは60〜90％とされています[3]。初回発作であっても、将来、再発するリスクが2回の非誘発性発作を有する患者と同等であれば、てんかんと診断してよいということです。

そして第3項。良い例はBECTSです（10ページ）。BECTSは発作症候と脳波に明確な特徴があり、診断は容易です（とはいえ、10ページではチックと混同したケースを紹介しましたが）。2014年のILAE Official Reportには詳しく解説されていないのですが、「てんかんの実用的臨床定義」にわざわざ第3項を設けて個別に記載していることから、「初回発作であってもBECTSの特徴を満たす場合にはBECTSと診断し、それはすなわち『てんかん』と診断されたことになる」という意味合いであろうと考えます。

WHOの古典的定義から2014年までの変遷をみていただきました。現在の定義に従えば、1回しか発作がなくても、今後、発作が再発すると予測できる場合には、てんかんと診断することが可能です。

では、どんな場合に「将来、発作が再発すると予測」できるのか？次に続きます。

【文献】
1) Gastaut H. Dictionary of epilepsy. Geneva: World Health Organization; 1973.
2) 日本神経学会．てんかん治療ガイドライン2010．東京：医学書院；2010．
3) Fisher RS, van Emde Boas W, Blume W, et al. Epileptic seizures and epilepsy: definitions proposed by the International League Against Epilepsy (ILAE) and the International Bureau for Epilepsy (IBE). Epilepsia. 2005; 46: 470-2.
4) Camfield P, Camfield C. Special considerations for a first seizure in childhood and adolescence. Epilepsia. 2008; 49: 40-4.
5) Fisher RS, Acevedo C, Arzimanoglou A, et al. ILAE official report: a practical clinical definition of epilepsy. Epilepsia. 2014; 55: 475-82.

13　2回目の発作はいつ出現するのか

　1回目と2回目の発作は扱い方が異なります。なぜ異なるのか。何が問題とされているのか。

　議論の中心となっているのは、「てんかんは慢性病」という考え方です。てんかんは慢性疾患であるという基本的な性質を反映した定義を求めて議論されてきたわけです。2回の発作がなければ慢性とはいえないという考え方が支配的であった時代があり、かつての定義では2回の発作が要求されました。しかし、現在では必ずしも2回の発作は必須とされないことを64ページで紹介しました。

　もうひとつ、現実的な問題があります。1回目の発作の後、ただちに治療を開始すべきかどうか。

　64ページで紹介した2014年のILAE Official Report[1)]では、この2点を分けて考えています。

　初回発作で、てんかんと診断するかどうか
　初回発作で、治療を開始するかどうか

　この2つは別問題です。混同してはいけません。

　初回発作でてんかんと診断した患者に対して薬物治療を開始するかどうかについては治療学の話題となりますので、後に「初回発作で治療を開始するか」（138ページ）で扱うことにします。ここでは「初回発作で、てんかんと診断するかどうか」について話を進めていきます。

　2014年の定義改訂[1)]により、「初回発作でも、将来、発作が再発すると予測できる場合にはてんかんと診断する」ことになったのでしたね。

　では、「将来の発作再発」をどのようにして予測するのか？

　表10に発作再発の危険因子をまとめました。順番に見ていきましょう。まずは発作型。全般発作に比し、部分発作の方が2回目の発作をきたしやすくなります[2, 3)]。続いて脳波。発作間欠期にてんかん性脳波異常が検出されれば、発作再発率が高くなります[2-4)]。特に局在性の突

表10 発作再発の危険因子

部分発作
てんかん性脳波異常
脳画像・神経学的異常
Remote symptomatic etiology

(Camfield P, et al. Epilepsia. 2008; 49: 40-4[2]), Berg AT. Epilepsia. 2008; 49: 13-8[3]), Pohlmann-Eden B, et al. Epilepsia. 2008; 49: 19-25[4]), Hirtz D, et al. Neurology. 2003; 60: 166-75[5] より)

発波が高リスクとされています[4]。そして神経学的異常、たとえば片麻痺などですね。さて、最後の項目は見慣れない英語です。"Remote symptomatic"を逐語訳すると「遠隔期症候性」でよいでしょうか。こなれた和訳ではないので、私はふだんから原語で remote symptomatic と言っています。この用語は「過去に負った重大な脳損傷（たとえば重度の頭部外傷）の既往あるいは脳性麻痺や知的障害などの併存といった病態を有しているが、これらが即刻、発作を生じるというわけではない」（和文は筆者の意訳）と説明されています[5]。Remote symptomatic と対になる用語は acute symptomatic です。脳挫傷の急性期に生じたけいれんは急性症候性発作（acute symptomatic seizure）であって、てんかん発作ではありません。脳損傷イベントから時間が経過して、回復期に発作を生じるようになったらてんかんです。Remote symptomatic etiology は過去の脳損傷です。初回の発作をきたした患者さんが remote symptomatic etiology を持っていれば2回目の発作をきたすリスクが高くなりますよ、という意味です。

　これらの危険因子があると、どのくらいの確率で発作が再発するのでしょうか。現在のてんかんの定義（ILAE 2014年）では「1回の非誘発性（もしくは反射性）発作を生じ、その後10年間にわたる発作再発率が2回の非誘発性発作後の一般的な再発リスク（60％以上）と同等

とみなされる状態」とされていますから、初回発作後の再発リスクが60％以上かどうかを判断する必要があります。表11のように、ある程度の目安は試算可能です。「部分発作、てんかん性脳波異常、神経学的障害」すべて陽性なら初回発作後の発作再発率が80％ですから、「2回の非誘発性発作後の一般的な再発リスク（60％以上）と同等とみなされる状態」となります[2]。したがって、初回発作でもてんかんと診断することが可能です。

表11 危険因子と発作再発率

危険因子	全因子陽性	全因子陰性
部分発作、てんかん性脳波異常、神経学的障害	80％	20％
てんかん性脳波異常、症候学的成因	＞60〜70％	＜30％

（Camfield P, et al. Epilepsia. 2008; 49: 40-4[2], Berg AT. Epilepsia. 2008; 49: 13-8[3]. より）

一方、「部分発作、てんかん性脳波異常、神経学的障害」のすべてが陰性なら、その時点ではまだてんかんと診断することはできません。しかし、てんかんを否定しているわけではなく、将来、てんかんと診断される可能性はあります。実際に次の発作が出現したら、その時点でてんかんと診断できるわけです。

「部分発作、てんかん性脳波異常、神経学的障害」の3項目のうちひとつだけ、あるいは2つだけ陽性という場合の再発確率は20％と80％の間のどこかとなり、具体的なパーセントを数値で表現することはできません。漠然と「その間」としか言えず、曖昧です。実地臨床ですから、こういった曖昧さは許容してください。

これらの3項目のうち「部分発作の確認」は、実際には困難なことが少なくありません。初回の発作で、1回しかないその発作を目撃者が詳細に観察できたか、きちんと報告できるか。問診しても詳細を把握できないことが多いですね。そうなるとこの項目は不明となります。この

場合、表11の2行目の2つの項目「てんかん性脳波異常、症候学的成因」で判定します。2項目ともに陽性の場合、再発率は60％超です[3]。「2回の非誘発性発作後の一般的な再発リスク（60％以上）と同等とみなされる状態」がてんかんですから、この2項目がともに陽性の場合には、初回発作でてんかんと診断することができます。

　だいぶわかってきましたね。
　初回発作の患者さんが受診されたら表12のような手順で診断を進めていきます。この作業のほかに、急性症候性発作との鑑別も同時に進める必要があります。複雑な診断過程のように思われるでしょうが、何も基準がなかった頃に比べると指標が増え、実地臨床ではとても便利です。みなさんも活用してください。

表12 発作再発予測因子の確認作業

診断手順	確認する項目
既往歴	Remote symptomatic etiology
現病歴	部分発作
理学所見	神経学的異常所見
検査所見	脳波異常、MRI異常

【文献】

1) Fisher RS, Acevedo C, Arzimanoglou A, et al. ILAE official report: a practical clinical definition of epilepsy. Epilepsia. 2014; 55: 475-82.
2) Camfield P, Camfield C. Special considerations for a first seizure in childhood and adolescence. Epilepsia. 2008; 49: 40-4.
3) Berg AT. Risk of recurrence after a first unprovoked seizure. Epilepsia. 2008; 49: 13-8.
4) Pohlmann-Eden B, Newton M. First seizure: EEG and neuroimaging following an epileptic seizure. Epilepsia. 2008; 49: 19-25.
5) Hirtz D, Berg A, Bettis D, et al. Practice parameter: treatment of the child with a first unprovoked seizure: Report of the Quality Standards Subcommittee of the American Academy of Neurology and the Practice Committee of the Child Neurology Society. Neurology. 2003; 60: 166-75.

コラム

てんかんと頭痛

「目の前がチカチカと光って、頭が痛くなる」。これを繰り返したら、片頭痛を考えます。さて、てんかんの患者さんで、こんな症状を訴えることがあります。「目の前に何か光るものが見えて、頭が痛くなる」。なんだ、一緒じゃないか。

視覚症状を伴うてんかん症候群のうち、最も代表的な病型としてGastaut型の後頭葉てんかんが有名です。その特徴は、①平均8歳で発症、②視覚症状、③眼球偏位、④意識混濁、⑤けいれん、⑥発作後頭痛。

眼球偏位、意識混濁、けいれんといった症状があれば、「片頭痛ではなく、てんかんだろう」と判断することができます。しかし、Gastaut型で「視覚症状と頭痛」が主体の場合もあります。けいれんを伴わない場合、片頭痛とよく似ており、区別が難しくなります。

片頭痛とてんかんでは、視覚症状の性質が少し異なりますので、詳しく問診すれば、ある程度の区別はできます。しかし、視覚症状の詳細は本人からの聞き取りが頼りです。自覚のみで、本人以外には症状がわかりません。子どもからうまく聞き出せるかどうか。聞かれた方の子どもも、自分の体験をうまく言語化して説明できるかどうか。

また、ひとりの患者さんに片頭痛とてんかんが共存することもあります。1回ごとの頭痛が、片頭痛なのか、てんかん発作に関連するものか。なかなか区別が難しいことがあります。

さらに込み入った病態もあります。国際頭痛分類第3版β版には「片頭痛前兆により誘発されるけいれん発作」という病型が記載されています。片頭痛とてんかんをどのように区別するのか、かなり難しそうです。

てんかんと片頭痛には、さらに興味深い共通点があります。抗てんかん薬の一部は片頭痛にも効果があるのです。「慢性頭痛の診療ガイドライン2013」では片頭痛の予防療法においてバルプロ酸とトピラマートを推奨グレードAとしています。

てんかんと片頭痛は症状の類似点だけではなく、治療薬にも共通性がみられ、関連深い病態です。

私はてんかんの診療をしていく上で、頭痛に関する知識の必要性を感じました。そこで日本頭痛学会に入会し、先日、頭痛専門医試験を受けてきました。会場を見回すと、受験者は 30 名ほど。たまたま同じ日に別のフロアーで消化器内視鏡の専門医試験が行われていました。休み時間に偵察に行ったら、向こうは大会場です。受験者数は 10 倍くらいでしょうか。さらに別会場でも試験が行われている様子でしたから、総数は 10 倍じゃなくて 20 倍かも。内視鏡の人気に比べて頭痛はずいぶんマイナーな領域なんだと思い知らされた次第です。でも頭痛で困っている患者さんは多いのです。もっと関心を持たれてしかるべきです。

3

発作の増加要因は何か

　てんかん治療の主役は薬物療法です。とはいえ、薬さえ飲んでいればよいというわけではありません。薬剤で発作がコントロールされていても、長い治療経過では発作の誘発因子に注意が必要です。ここでは実際の臨床で問題となる誘発因子について考えてきましょう。誘発因子を理解すれば、これを避ける工夫を凝らすことができます。患者さんに指導する際に役立つポイントを整理してみました。

1 発作の誘発因子を知る

　てんかんの患者さんは日常生活でどんな点に注意して暮らせばよいでしょうか。

　その話の前に、「けいれん閾値」という考え方を知っておくと便利です。閾値とは「ここまでは大丈夫、ここを越えたら症状が出る」という境界線と考えてください。

「けいれん閾値」が高い	簡単には、けいれんを起こさない
「けいれん閾値」が低い	簡単に、けいれんを起こす

　けいれんを起こす背景には、次の2つの仕組みを想定することができます。

　「けいれん閾値」が低下した
　「けいれん閾値」は一定だが、誘発因子が蓄積した

　「けいれん閾値」はあらゆる人に備わっている指標です。てんかんの患者さんだけにとどまりません。てんかんを発病していない人でも、何かの理由で「けいれん閾値」が低下すれば、けいれんを生じます。

　一方、日々の生活で「けいれんを誘発するようなイベント」に遭遇することがあります。発作を誘発する因子が蓄積し、ついに「けいれん閾値」を上回ったとき、けいれんを生じます。てんかん患者ではなくても誘発因子の蓄積によってけいれんをきたすことがあります。具体的な誘発因子については、後の章で触れていきます。

　「けいれん閾値」は個人個人で異なります。もともと、高い人もいれば低い人もいる。「けいれん閾値」が高い人は「けいれんを誘発するようなイベント」に遭遇しても簡単にはけいれんを起こさない。逆に「けいれん閾値」が低い人はもともと脆弱性があり、イベントに遭遇した際にけいれんを起こしやすい。

§3 発作の増加要因は何か

　年齢によっても「けいれん閾値」は異なります。大人よりも子どもの方が「けいれん閾値」が低いと考えられています。つまり、子どもの方がけいれんを起こしやすい。

　同じ人でも「けいれん閾値」は日によって変動すると考えてよいでしょう。よく眠ったときと寝不足のときでは閾値が異なるのです。

　「けいれん閾値」とは別に「素因」という言葉があります。「けいれん閾値」と「素因」は似ている概念ですが、ニュアンスが異なります。「素因」は先天的な性質を指しています。この考え方は「特発性てんかん」を理解する上で重要です。一方、「けいれん閾値」はてんかん患者だけではなく、あらゆる人に備わっている指標であり、年齢、睡眠などの要因で変化します。

　「けいれん閾値」は動物実験で確認することができますが、実際の人間で測定することはできません。「けいれん閾値」は年齢で異なるとか、日によって違うとか書きましたが、人間では計測できませんので、実際には証明もできません。「そんなふうに仮定すると、けいれんの性質を理解しやすい」指標なのです。

　発作が出やすくなるのは「けいれん閾値」が低下したときや、「けいれんを誘発するようなイベント」に遭遇したときです。それはどんなときか？　表 13 に日常生活で遭遇しやすい誘発因子をあげました。急な「発熱」や「月経」は避けられないにしても、そのほかは生活上の工夫で解決できそうですね。いくら服薬を続けていても、これらの悪条件を避けなければ発作を止めきることができません。

　抗てんかん薬内服だけが治療ではありません。「けいれん閾値」を下げず「発作誘発因子」を溜めない工夫も治療の一環です。必要最小限の薬剤でコントロールする

表 13　発作の誘発因子

睡眠不足
発熱、体調不良
月経
飲酒
閾値を低下させる薬剤
光刺激

ためにも、これらの誘発因子を避ける努力が求められます。

２ よく眠るのも治療のうち

　１年とか２年とか、しばらく発作がなく、もう治まったかなと思うとき。久しぶりに発作が再燃することがあります。どうして発作が出てしまったのか。何か「心当たり」がありますか？

　発作が再燃する悪条件として、主なものはこの３つです。

　薬の飲み忘れ

　発熱、体調不良

　睡眠不足

　誘因なく発作が再燃する場合もあります。この場合は現行治療の力不足ですから、薬剤調整が必要です。増量するか、あるいはほかの薬剤に変更するか。

　逆に、誘因があって発作が再燃した場合には、できることなら薬剤を増量したくありません。薬は必要最小限にとどめたいですね。悪条件を契機に再燃した場合には、その誘因を繰り返さないように努力と工夫で切り抜けましょう。

　さて、これらの悪条件のうち、今回は「睡眠不足」がテーマです。ふだんは抗てんかん薬内服で発作が止まっていたとしても、これは必要最小限の薬用量です。きちんと睡眠をとっているという前提で用量を設定しています。睡眠不足だと、ふだんの用量では発作を止めることができません。だからといって睡眠不足の日でも発作が出ないように管理するとなると、用量が多めになります。寝不足のために薬用量が増える。これは本末転倒ですね。抗てんかん薬の内服だけが治療ではありません。

　よく眠るのも治療のうち

　睡眠不足では脳波が悪化します。この原理を逆に応用した「断眠賦活脳波」という裏技があります。てんかんの患者さんの中には、ふだんの

脳波検査で異常が出ない人がいます。脳波検査の前夜は徹夜する、あるいは極端に睡眠時間を短くしてもらう。断眠の翌日に脳波をとると、ふだんは現れないような脳波異常を検出できることがあります。

てんかんの脳波検査では睡眠時記録が重要です。次の3段階で記録を行うことが多いですね。①まず覚醒時脳波を記録、②次いで睡眠時脳波、③最後にもう一度、覚醒時脳波を記録。①の覚醒時記録で脳波異常が多かった患者さん。いったん眠って再び覚醒した状態、すなわち③の記録では、かなり異常が減っています。通常、脳波検査での睡眠賦活は15〜20分間ほどです。こんな短時間でも眠った後の脳波では異常波形が減少するのです。

「よく眠るのも治療のうち」と説明すると、「何時間眠ればいいですか？」と質問されます。これに対して私は、

何時間なら大丈夫という基準はありません

日中に眠気を感じるようなら睡眠不足です

とお答えしています。私自身、睡眠時間が7時間を切ると、調子が出ません。5、6時間では翌日の仕事に支障をきたしますので、7時間は確保するようにしています。小学生で5、6時間というような子どもがいて、びっくりしますね。

前夜、睡眠不足で眠気を感じる。日中、眠くてぼんやりする。この「ぼんやりした時間帯」は発作が出やすい状況です。てんかん発作は意識水準が高く、しっかり目覚めていると出現しにくいとされています。勉強や運動に意識が集中しているときは、てんかん発作は出にくいのです。「運動中、てんかん発作はまれ」です（96ページ）。逆に、ぼんやりしているときは出やすい。1日の生活の中でくつろいだ時間帯も必要でしょうが、授業中に眠くてぼんやりすると、学校で発作を起こしてしまう危険があります。日中に眠気を感じないように、前夜の睡眠時間を調節しましょう。

学校の行事の中で、特にてんかん発作が再燃しやすいのは宿泊を伴う場合です。ふだんは発作が止まっていても修学旅行で発作が出てしまうことがあります。話を聞いてみると、

薬の飲み忘れ
体調不良
睡眠不足

3つの悪条件が重なった場合が多いですね。修学旅行ではこれらの誘因が全部そろってしまう危険があります。

> 旅行中、生活リズムが変わって、薬を飲むタイミングを逸した
> 同級生の前では薬を飲みにくく、後で飲もうと思って、忘れてしまった
> 疲れがたまり、体の調子が悪い
> 前夜から寝不足で、翌日のバスの中では眠くてぼんやりしていた

ふだん発作がなくても修学旅行中に数年ぶりに再燃するかもしれません。「服薬を管理する」、「よく眠って体調を整える」ことが大切です。

3 テオフィリン関連けいれん

発作誘発因子の話題を続けます。今回のテーマは「薬剤による誘発」です。いくつかの薬剤はけいれんを誘発することが知られています。まずテオフィリンを取り上げます。薬剤の血中濃度を24時間一定に保つ投与法をRTC療法（round-the-clock therapy）と言います。定期的に薬を内服して血中濃度が低下する時間帯がないよう維持します。かつて「テオフィリンといえばRTC」というくらい一般的な治療法でした。

二十数年前、小児の喘息治療でテオフィリンRTC療法が主流だった頃のことです。子どもが無熱性けいれん重積をきたし、救急搬送されてきました。RTC療法中でした。立て続けに3例、同様のけいれん重積

§3 発作の増加要因は何か

小児例を担当しました。いずれもテオフィリンは常用量で、血中濃度も治療域内でした。当時、RTC療法を続けている子どもは全国にたくさんいました。常用量でのけいれん重積に注意を喚起する必要があると考え、学会で発表しました。1994年のことです。すると、ある大学の高名な教授からこんな指摘を受けました。薬物は脳内に広く分布するはずである。それが原因でけいれんを生じるなら全般発作をきたすはずだ。このケースは部分発作であるからテオフィリンによるけいれんではない、と。私の発表した症例は部分発作の重積状態でした。脳内に薬物が均一に分布するなら部分発作になるはずがない、というご指摘です。その意見にも一理あり、私はその場ではきちんと回答することができませんでした。

1994年当時、テオフィリンがけいれんを誘発することは既に報告されていましたが、多くの小児科医にとっては、まだ一般的な知識とは言えない状況でした。私自身、学会で発表しましたが勉強不足で、テオフィリンによる発作の特徴を知りませんでした。

その後、多数の報告の積み重ねから、現在では表14のように考えられています[1]。ここに示されているように、テオフィリンによるけいれんは部分発作（焦点性）の重積が多いことが明らかになっています。有名教授も駆け出し小児神経科医も、当時はテオフィリン関連けいれんの特徴が部分発作ということを知らなかったわけです。

テオフィリン血中濃度が治療域の場合でもけいれんを生じることがあります。過量投与でなくても通常の治療管理中にけいれんをきたす可能性があるわけです。けいれんの持続時間が長く、遷延しやすく、後遺障害をきたすことがあります。予後は不良ですから、予防が第一です。予防法としては、リスクのある子どもには使用しない、これにつきます。ハイリスクは表14の①、②ですね。

「小児気管支喘息　治療・管理ガイドライン　2012」[2]でも小児に対

表14 テオフィリン関連けいれんの特徴

①神経学的異常（知的障害、麻痺、てんかん、熱性けいれんなど）を有する小児に多い
②6歳未満の小児に多い
③けいれんは焦点性のものが多く、遷延しやすく、重積化することも多い
④神経学的後遺症を残す症例、生命予後不良な症例も経験される
⑤後遺症を残した症例の多くは、発熱時、神経学的異常をもつ児に発症している

（福田光成．小児内科．2011; 43: 607-9[1]）より）

表15 小児におけるテオフィリン治療

けいれんや中枢神経系疾患を合併	使用を控える
2歳以下	原則として使用を控える

（日本小児アレルギー学会．小児気管支喘息治療・管理ガイドライン 2012．東京：協和企画；2011[2]）より）

するテオフィリンの使用には注意が喚起されています（表15）。

　ガイドラインの整備により、いまでは小さな子どもにテオフィリンを使わなくなりました。そのおかげでしょうね。最近はテオフィリンによるけいれんをみません。いまとなっては若手のドクターは、テオフィリンによるけいれんのリスクを知らないかもしれません。

【文献】
1) 福田光成．テオフィリン使用中に起きるけいれん．小児内科．2011; 43: 607-9.
2) 日本小児アレルギー学会．小児気管支喘息治療・管理ガイドライン 2012．東京：協和企画；2011.

4 抗ヒスタミン薬による誘発

　薬剤誘発性けいれんの話を続けます。次は抗ヒスタミン薬です。抗ヒ

スタミン薬は応用範囲の広い薬剤です。小児科では上気道炎に対しルーチンで使用される場面が多いですし、アレルギー疾患に対して多くの診療科で処方の機会があります。抗ヒスタミン薬が脳内に移行すると、

けいれん閾値の低下

眠気

といった影響が現れます。「風邪や花粉症で薬を飲んだとき眠くなりませんでしたか？ 抗ヒスタミン薬が脳内に入ったことを実感した瞬間ですよ」と説明しています。代表的な抗ヒスタミン薬としてケトチフェンを例にあげます。薬剤添付文書では禁忌および慎重投与の欄に「てんかん」、「けいれん」の記載がみられます（表16）。

表16 ケトチフェンとけいれん

効能・効果	気管支喘息、アレルギー性鼻炎、蕁麻疹、湿疹・皮膚炎、反膚そう痒症
禁忌	てんかんまたはその既往歴のある患者 けいれん閾値を低下させることがある
慎重投与	てんかんを除くけいれん性疾患、またはこれらの既往歴のある患者 けいれん閾値を低下させることがある

（ケトチフェン薬剤添付文書、2015年3月改訂第14版より）

「けいれん閾値」は個人個人で異なります。もともと、高い人もいれば低い人もいる。「けいれん閾値」が低い人は、外部からの誘発要因に対して脆弱性があり、けいれんを起こしやすいのです。また、子どもは大人よりも「けいれん閾値」が低いと考えられています。子どもが抗ヒスタミン薬を内服すると、もともと低い「けいれん閾値」がさらに低下する危険があります。

抗ヒスタミン薬によるけいれん誘発作用の年齢による差異について動物実験のデータ[1]を紹介します。幼若マウスと成熟マウスにケトチフェ

ンなどの抗ヒスタミン薬を投与した実験です。幼若マウスでは抗ヒスタミン薬の用量が増加すると電撃誘発けいれんの持続時間が有意に延長しました。一方、成熟マウスでは用量に伴う変化は認められませんでした。動物での実験結果をもとに人間でも同様の現象が生じると仮定すると、成人よりも小児の方が抗ヒスタミン薬によるけいれんが誘発されやすいと推測できます。

　各種抗ヒスタミン薬はそれぞれ脳内への移行率が異なります。ケトチフェンのように脳内移行率が高い薬剤は鎮静性に分類されます。聖隷浜松病院小児科では小児の上気道炎に対し鎮静性抗ヒスタミン薬を処方していません。てんかんや熱性けいれんの既往の有無は問わず、すべての小児に対して鎮静性抗ヒスタミン薬を使わないようにしています。今までに「けいれん既往がない」といっても、たまたまそうだっただけで、実際にはけいれん閾値の低い子どももいるはずだからです。

　なお、アレルギー疾患の小児に抗ヒスタミン薬を使用する場合には、脳内移行性の低い非鎮静性の薬剤を選んでいます。

【文献】

1) Yokoyama H. The role of central histaminergic neuron system as an anticonvulsive mechanism in developing brain. Brain Dev. 2001; 23: 542-7.

症例　抗ヒスタミン薬によって誘発された幼児のけいれん

　3歳11カ月で紹介された男児です。父に熱性けいれんの家族歴があります。既往歴として1歳4カ月と1歳11カ月で熱性けいれん、3歳1カ月で無熱時に軽症胃腸炎関連けいれんがあります。3歳9カ月のとき感冒でケトチフェン0.8 mg/日、シプロヘプタジン2 mg/日の内服を開始し、翌日、無熱性けいれんをきたしました。さらに3歳11カ月で蕁麻疹に対し夜間救急でケトチフェン、クレマスチン（いずれも用量不詳）が処方され、翌朝、無熱性けいれんをきたしました。脳波ではローランド領域に鋭波を認めました。頭部MRIで脳

§3 発作の増加要因は何か

内病変は確認できません。抗ヒスタミン薬を服用しないように指導し、抗てんかん薬を使用せず経過をみました。その後はけいれんをきたさず、脳波の悪化もないので、6歳5カ月でフォロー終了としました。

解説 3回の無熱性けいれんをきたした幼児です。1回目は軽症胃腸炎関連けいれんと診断されています。2回目と3回目は抗ヒスタミン薬内服開始翌日でした。脳波にはてんかん性異常を認めましたが、3回の発作はすべて誘因があります。てんかんは非誘発性発作を繰り返す病態です。状況関連性発作*のみで、それ以外に発作を経験していないので、狭義のてんかんとは診断しませんでした。対応策は「抗ヒスタミン薬を使わないこと」のみ。抗ヒスタミン薬を止めてからは一度も発作はありません。脳波に異常を認めましたが、てんかんとは診断しませんでした。「脳波は重要、されど過信せず」(56ページ)の章で解説しましたように、脳波異常があるというだけでは、必ずしもてんかんとは断定できないのです。

*状況関連性発作
　何らかの身体的な理由により偶然的に出現した発作。発熱、低血糖、アルコール、薬物など。その機会だけの発作なので「機会発作」とも呼ばれます。1989年の国際てんかん分類に記載があるのですが、一般的には狭義のてんかんには属さないと考えられています。

コラム

薬剤誘発　昔話では片づけられぬ

　朝日新聞「アピタル」にテオフィリン関連けいれんの話題を書いたら、「昔話に過ぎず」と、鼻で笑うようなコメントを受けたことがあります。そんな古くさい話を書くなと言わんばかり。そうでしょうか。そんなに古いですか。「神経学的後遺症を残す症例、生命予後不良な症例も経験される」（表14）のです。生命予後不良なケースを、もうこれ以上は出さないように、深刻な話題として取り上げています。昔話として片付けるのは、まだ早いんじゃないかな。

　たしかにテオフィリンについてはガイドラインが整備され、小さな子どもには使われなくなりました。でも、抗ヒスタミン薬は現役です。小児科医を含めて、臨床現場では子どもに盛んに使用しています。いずれ「抗ヒスタミン薬によるけいれん、昔話に過ぎず」と言われるような時代がくるでしょうか。

5 抗てんかん薬による発作の増悪

　抗てんかん薬の作用が逆転して、てんかん発作が増加することがあります[1,2]。どんな場合に増悪するのでしょうか。
　①薬剤選択が不適切
　②薬剤選択は適応通りだが、逆説的に増えた
　経験的には①の場合が多いという印象を持っています。
　てんかんは分類ごとに薬剤選択が異なります。「正しく分類できると、正しく治療できる」（27 ページ）のですが、その逆に、

> てんかん分類が正しくない
> 　→　分類に見合った薬が処方されない
> 　　　→　発作が止まらない

という図式で発作が止まりきらないケースをみかけます。発作が止まらないどころか、逆に悪化している場合もあります。
　たとえば全般発作に対してカルバマゼピンを使うと、むしろ増加することがあります[1]。もとの発作が増えるだけでは済まず、別の発作型が新規に出現することもあります[1]。発作が止まらないといって受診された患者さんのうち、全般発作にカルバマゼピンが使われていたケースを毎年のように経験します。この場合、カルバマゼピンを適切な薬に入れ替えると、魔法のようにぴたっと発作が止まり、脳波所見が改善します。まさに「正しく分類できると、正しく治療できる」の例ですね。「症例：『頭部打撲＋けいれん＝外傷性てんかん』でよいか」では全般てんかんにカルバマゼピンが使用されていたケースを紹介しています。
　小児で頻用される抗てんかん薬について、発作が悪化する可能性のある症候群と発作型を表 17 に示しました。

表17 抗てんかん薬による発作の増悪

薬剤	増悪するてんかんおよび発作型分類
カルバマゼピン	BECTS 欠神発作 ミオクロニー発作
フェノバルビタール（高用量）	欠神発作
ラモトリギン	Dravet 症候群 ミオクロニー発作

（Genton P. Brain Dev. 2000; 22: 75-80[1] より引用）

　極めてまれですが、「②適応に合った薬剤選択だが逆説的に発作が増えた」というケースもあります。部分発作に対してカルバマゼピンは第一選択とされており、適正な選択です。ところがカルバマゼピンを適正に使用しても、発作が増加してしまうことがあるのです。前頭葉てんかんの複雑部分発作に対してカルバマゼピンを使用したところ、発作が極端に増加した幼児例を経験しました。希少事例なので論文に発表しております[2]。

　発作の悪化が病状の自然経過なのか、あるいは処方されている抗てんかん薬のせいなのか。判断は難しいですが、抗てんかん薬で悪化することもあるという現実は知っておくべきです。

【文献】
1) Genton P. When antiepileptic drugs aggravate epilepsy. Brain Dev. 2000; 22: 75-80.
2) 榎日出夫, 大田原俊輔. Carbamazepine 単剤療法により複雑部分発作が頻発した前頭葉てんかんの幼児例. 脳と発達. 1995; 27: 403-5.

§3 発作の増加要因は何か

症例　「頭部打撲＋けいれん＝外傷性てんかん」でよいか

　14歳の女子が初めてのけいれんをきたしました。このとき頭部を打撲しています。前医に救急搬送され、頭部CTは異常なし。1カ月後、誘因なくけいれんが再発。脳波検査で異常を指摘されました。頭部MRIに異常はありませんが、外傷性てんかんと診断され、カルバマゼピンが開始されました。その後、増量にもかかわらず発作をきたし、15歳で当科へ紹介されました。初診時の問診でミオクローヌスを自覚していたこと、けいれん発作は早朝覚醒時に多かったことが判明しました。脳波では全般性棘徐波複合が目立ち、光突発反応（photoparoxysmal response: PPR）も検出しました。若年ミオクロニーてんかん（juvenile myoclonic epilepsy: JME）と診断し、カルバマゼピンをレベチラセタムに置換しました。ミオクローヌスは消失、PPRを含めて脳波異常も消失しました。その後3年間経過をみておりますが、発作の再発はありません。

解説

　JMEの典型例と考えられるケースです。発症年齢、朝の覚醒時に出現するけいれん、ミオクローヌス、脳波所見にJMEの特徴を認めています。初発時の頭部打撲をどのように解釈するか。ここがキーポイントです。外傷はなく、頭部CT・MRIにも異常はみられなかったのですが、「頭部打撲＋けいれん＝外傷性てんかん」と考えられたわけです。外傷性てんかんなら部分発作だろうと理解すれば、カルバマゼピンが選択肢となります。確かに頭部を打撲しておりますが、頭皮に外傷痕がなく、CT・MRIに異常を認めませんので、打撲の程度は軽微であったと推察できます。このような軽微な打撲で外傷性てんかんを発症するとは考えにくいですね。この場合、「頭を打って、けいれんした」というより「けいれんで倒れて、頭を打った」と考える方が自然です。JMEと診断し、抗てんかん薬を変更することにより発作は抑制されました。まさに、

　　てんかん分類が正しくない
　　　　→　分類に見合った薬が処方されない
　　　　　　　→　発作が止まらない

という実例です。

　ここでJMEの診断ポイントを解説しましょう。問診では「いつ」発作があったか、時間帯を確認します（52ページ）。このケースでは「朝」の発作でした。JMEの発作は朝、覚醒後に多いことが知られています。また、本例ではミオクローヌスの存在が確認されています。思春期に全身のけいれんを発症したケースでは、ルーチンの問診でミオクローヌスの有無を確認しましょう。患者が自発的に訴えることは、まずありませんね。医師から問わなければ回答は得られません。本例でも本人はミオクローヌスを自覚していましたが、日頃、ビクッとすると訴えることはなく、家族も気づいていませんでした。発作間欠期に全般性多棘徐波複合が多発していたことを考え合わせると、ミオクローヌスはてんかん性のミオクロニー発作であったと考えられます。また、JMEは光感受性*を合併しやすいことが知られています。本例では脳波検査でPPRを検出しましたが、臨床的に光感受性発作の既往はありませんでした。光感受性に対してもレベチラセタムは有効であることが知られています。

　JMEは断薬すると高率に再発します。成人期以降も内服継続が必要ですから、女子では将来の妊娠出産を考慮しなければなりません。バルプロ酸が第一選択とされていますが、本例ではレベチラセタムを使用しました。妊娠可能女性におけるバルプロ酸の問題は「妊娠女性へのバルプロ酸という悩ましき問題」（161ページ）にまとめています。

＊光感受性
　光や模様などの視覚刺激によって誘発された発作を光感受性発作と言います。脳波検査で間欠的光刺激によって突発波が誘発される現象は光突発反応です。光感受性（photosensitivity）とは、光感受性発作の既往を有する場合、あるいは光突発反応を示す場合を指しています。光感受性は遺伝的素因に基づくとされ、女性に多く認められます。年齢による変化が認められ、学童期後半から思春期がピークです。

6 光刺激で誘発される発作

　光刺激によって発作が誘発されるケースは、小児ではそれほど珍しくありません。自然界の光による誘発はまれで、むしろ人工的な光刺激が

§3 発作の増加要因は何か

誘因となることが多いですね。現代は人工的な光が溢れています。

　1997年12月16日夜、「ポケモン事件」が発生しました。テレビアニメ番組を見ていた子どもが全国で700人ほど救急搬送された事件です。けいれん、意識障害、嘔吐、気分不良などの症状が出現しました。救急車を利用せずに病院を受診したり、比較的軽症で受診しなかった子どもも含めますと、事件の被害者はもっと多かったはずです。

　当時、私はESGS（electronic screen games and seizures）国内共同研究班に参加していました。Electronic screen gamesとは、いわゆるテレビゲームのこと。この頃テレビゲーム中のけいれん発作が問題になっており、全国の施設と共同で調査していました。ちょうど調査結果を班会議（東京）で報告する予定でした。会議の開催日は1997年12月17日。前夜、東京のホテルに入り、テレビニュースでポケモン事件を知りました。全国で同時刻に数百人が救急車を要請し、けいれんや意識障害をきたしたという報道です。強い光刺激が放映されたな、と直感しました。翌朝、班会議の会場には報道関係者が詰めかけ、ごった返していました。光刺激による発作を調査している全国の研究者が、事件の翌朝、一堂に会することになったのです。偶然とはいえ、どんぴしゃりのタイミングでしたね。研究班の本来のテーマはテレビゲームでしたが、それどころの騒ぎではありません。急遽、ポケモン事件への対応が話し合われました。

　けいれんをきたした子どもの脳波検査では間欠的光刺激による光突発反応が高率に認められ[1]、光感受性を基盤とした発作であったことがわかりました。ポケモンの放映ではカラフルな画面が点滅を繰り返しており、これが強い刺激となってしまいました。この事件の反省から、その後のアニメ番組では激しい点滅画面は規制されています。昔の番組に比べると危険は少なくなっています。しかし、安全のため次の注意点を守りましょう。

てんかん診療 はじめの一歩

テレビから離れて見る
部屋を明るくして見る

　ポケモン事件では、いままでに一度もけいれんを起こしたことのない子どもにも症状が出ました。過去にけいれんがなくても大丈夫とは言えません。けいれん既往の有無にかかわらず、この注意点を守るようにしましょう。

　文明装置の開発に伴い、さまざまな事件が報告されてきました。1952年、テレビによる発作。1981年、インベーダーゲームによる発作。現代はスマートフォン全盛です。私の知る限り、スマートフォンで発作を起こした人はいないようです。

　さて、テレビやゲームのほかにはどんな危険があるでしょうか。日常生活の中で思いがけず点滅光を浴びてしまう場面として、

鉄橋通過
高速道路のトンネル

　ポケモン事件のとき、岡山大学の恩師の故・岡鎮次教授から「鉄橋は危ない」と言われました。そのときは、「へー、そうか」と思っただけでした。その後、実際に自分で「鉄橋通過」を体験したら点滅が強烈で、びっくりしました。電車が通過するとき鉄橋の柱がシャッター様の効果を生んで、これはたしかに点滅光に相違ありません。電車のスピードによって点滅の周波数が変化します。ポケモン事件の誘因は12 Hzの点滅シーンでした。ちょうどこの辺りが発作を起こしやすい周波数です。「電車の走行速度」と「鉄柱の間隔」の関数によって、12 Hz前後になるかどうか。私が乗車する機会が多い路線の、とある鉄橋。そこではこの関数がちょうどぴったりなんですね。ポケモン事件から十数年経ちましたが、いまだにその鉄橋を渡るたびに「危ない」と心の中でつぶやいてしまいます。でも、実際には鉄橋通過中に発作を起こしたという患者さんには会ったことがありません。私が心配しすぎているだけなの

か。
　もうひとつは「高速道路のトンネル」。トンネルで発作を起こす患者さんは知っています。トンネルの壁に照明がありますね。車で通過すると、照明が点滅しているように見えるのです。
　「模様」でも発作が誘発されることがあります。縞、渦巻き、市松。模様は世の中に溢れています。たとえば「ストライプの服」。お母さんの服の縞柄を見て発作を起こした子どもがいました。「窓のブラインド」でも発作が起きることがあります。

　　光感受性発作への対応の基本は
　　見ない
　点滅光や模様を可能な限り避けます。ゲームを止めるように指導しましょう。本人はふてくされ、お母さんは大喜び。努力しても点滅光や模様を避けることができず、発作を繰り返す場合には薬物療法を考えていきます。

【文献】
1) Enoki H, Akiyama T, Hattori J, et al. Photosensitive fits elicited by TV animation: An electroencephalographic study. Acta Paediatr Jpn（continues as Pediatr Int）. 1998; 40: 626-30.

7　胃腸炎で出現する発作

　胃腸炎の経過中に小さな子どもがけいれんを起こすことがあります。その代表は「軽症胃腸炎関連けいれん」です。その特徴は、
- 乳児から3歳までの小児
- 胃腸炎罹患中
- 無熱性けいれん群発
- 一過性

「軽症胃腸炎関連けいれん」の「軽症」というのは「胃腸炎が軽い」という意味です。

胃腸炎が重症で脱水を伴うなら、電解質異常や低血糖でけいれんを生じます。しかし、軽症胃腸炎関連けいれんでは胃腸炎の程度が軽く、電解質異常や低血糖を伴いません。それにもかかわらず無熱性けいれんが群発することが特徴です。自験例では胃腸炎の第1〜5病日（平均第3病日）に発症していました[1]。病態メカニズムはよくわかっていません。日本を含む東アジアに多い疾患であり、関連文献は日本からの報告が大多数です。

無熱性けいれんを繰り返すため、てんかんとの鑑別が必要です。てんかんは非誘発性発作を繰り返す病気です。何らかの契機があり、そのときだけ発作が出現し、そのほかには発作がない、という場合には状況関連性発作（機会発作）（83ページ）と考えられます。軽症胃腸炎関連けいれんは胃腸炎罹患中のみ発作を生じるので、機会発作に属すると考えられます。狭義のてんかんではありません。

一過性とはいえ、群発けいれんをきたしますので、当院では発作が2回あれば抗けいれん薬を使用します。治療上、注意しなければならない点は、

ジアゼパム無効

ジアゼパム（静注、坐剤）は選択しないようにしましょう。

有効性が報告されている抗けいれん薬を表18にまとめました。抱水クロラール[1]は坐剤または注腸キットで使用します。救急外来で簡便に実施できますので、素早い対応が可能となり、3回目の発作防止に有効です。ただし、排便で排出してしまうことがあり、再挿入を要することがあります。フェノバルビタール[2]は坐剤での報告もありますが、当院では点滴静注で使用しております。効果は十分高いのですが、眠気が強

§3 発作の増加要因は何か

表18 軽症胃腸炎関連けいれんに対する抗けいれん薬治療

薬剤	製剤	メリット	デメリット
抱水クロラール	坐剤、注腸薬	即応性	下痢で排出
フェノバルビタール	坐剤、静注薬	効果高い	眠気
カルバマゼピン	内服薬	効果高い	嘔吐で排出
ホスフェニトイン	静注薬	眠気なし	適応2歳以上

いことがあります。カルバマゼピン[3]は内服で使用しますが、処方・調剤・内服といった手順を経ると、実際に内服させるまでに時間がかかります。一連の作業を急がないと投与開始前に3回目の発作をきたしてしまう可能性があります。また嘔吐症状が強いと内服できません。ホスフェニトイン点滴静注[4]は眠気をきたしませんので意識状態の確認が容易ですが、年齢条件として2歳以上の適応となっています。

いずれの治療法も一長一短あります。聖隷浜松病院では抱水クロラール坐剤もしくはフェノバルビタール静注薬を使用するプロトコルとしています（表19）。

表19 軽症胃腸炎関連けいれん治療プロトコル（聖隷浜松病院）

薬剤	製剤	用量
抱水クロラール	坐剤	40 mg/kg を下回らない*
フェノバルビタール	静注薬	10 mg/kg

*坐剤は250 mg および500 mg の2製剤から選択
(Enoki H, et al. Epilepsia. 2007; 48: 1026-8[1] より)

軽症胃腸炎関連けいれんにおける病原体はロタウイルスとノロウイルスが主体です。これらのウイルス性胃腸炎は冬季に流行しますので、軽症胃腸炎関連けいれんは冬季が中心です。最近はロタウイルスのワクチンが普及しています。そのためでしょうか。当院の症例数を経時的にみておりますと発症数は減少傾向です。

胃腸炎の経過中に出現する発作は軽症胃腸炎関連けいれんの頻度が高いのですが、脳炎・脳症も考慮しておかなければなりません。発作間欠期の意識状態が悪かったり、けいれん重積の場合には、脳炎・脳症との鑑別が必要です。胃腸炎経過中の急性脳症の自験例（サルモネラおよびロタウイルス）を紹介しておきます[5,6]。

【文献】

1) Enoki H, Yokota T, Nagasaki R, et al. Single-dose chloral hydrate for benign convulsions with mild gastroenteritis. Epilepsia. 2007; 48: 1026-8.
2) 高見勇一，伴　紘文．軽症胃腸炎関連けいれんに対する phenobarbital 静注療法．脳と発達．2012; 44: 461-4.
3) Tanabe T, Okumura A, Komatsu M, et al. Clinical trial of minimal treatment for clustering seizures in cases of convulsions with mild gastroenteritis. Brain Dev. 2011; 33: 120-4.
4) Nakazawa M, Toda S, Abe S, et al. Efficacy and safety of fosphenytoin for benign convulsions with mild gastroenteritis. Brain Dev. 2015; 37: 864-7.
5) 榎日出夫．臨床的脳死判定後に Cushing 現象を認めた幼児例．脳と発達．2007; 39: 27-31.
6) Enoki H, Yokota T, Matsubayashi T. Hemophagocytic lymphohistiocytosis in a child with rotavirus encephalopathy. Neurology Asia. 2009; 14: 153-5.

4 日常生活を指導する

　てんかん外来の主治医として重要な業務は何でしょうか。ひとつは適切な薬物療法。もうひとつあげるとすれば、日常生活指導ですね。てんかん治療は長年に及びます。薬物療法で発作がコントロールされていても、長い治療経過ではさまざまな課題への対応が求められます。どういった点に注目し、指導を行っていくか。いくつかのポイントを整理してみました。

1 プールに入ってもいいですか

　毎年、夏になりますとプールでの水泳について相談を受けます。てんかんの子どもはプールに入ってもいいでしょうか。

　この問題について統一された基準はありません。「てんかんは『ひとつの病気』ではない」（25 ページ）ので、個々の患者ごとに事情はさまざまです。発作型、発作頻度、出現時間帯。患者ごとに違います。ですから、てんかんの子どもがプールに入ってもいいかどうか、一言では答えられません。病状に応じた個別の相談になります。「てんかんを持つ子ども」をひとくくりにしてプールの可否を論じることはできないのです。

　基本的に、

運動中、てんかん発作はまれ

　運動は発作の誘因として一般的ではありません。しかし、偶発的な発作が水泳中に出現しないとは限りません。子どもを溺水から守る必要があります。万一、水泳中に発作が出現したとき、すぐに助けられる体制かどうか。十分な見守りがあればリスクは担保されます。

　問題は学校です。

学校で行われる集団での水泳授業で、十分な見守りが可能か

　私はいくつかの地域で仕事をしてきて、リスクの判断について学校現場での考え方に地域差があることに気づきました。

リスクがあるからプールには入れない

リスクがあるからよく見守り、水泳授業に参加させる

　いままでに勤務した地域の中で最も厳しかったところでは、一切禁止でした。発作が止まっている、止まっていないは問わず、服薬中の子どもには水泳をさせないという厳しい対応でした。かなり昔の話です。現状はどうなっているでしょうか。そこで、今回、その地域の医師に尋ね

てみました．現在は「主治医の許可があり緊急時に速やかに救助できる体制であれば水泳指導は可」とされているそうです．当時とはずいぶん変わりました．

　一律に禁止はおかしいと思いますが，そうかといって無制限というわけにもいきません．どの子どもに，どのように対応したらよいのか．個別の事情に応じた指針が欲しいですね．いままでこの問題に関して積極的な検討はほとんど行われてきませんでした．私の知る限り，長尾秀夫先生のお仕事だけです[1,2]．てんかん患児の病状に合わせて学校での運動をどのように指導するかという指針です．水泳授業についての指針も盛り込まれています．

　学会がこの問題に関わるべきだと考えます．かつて私は，てんかん患児の学校水泳授業に関するガイドラインを作成してはどうかと日本小児神経学会に提案しました．しかし，いまだ検討対象としての採用には至っていません．

【文献】
1) 長尾秀夫，吉松　誠，中村泰子，他．てんかん児の生活指導表の作成 ―事故調査に基づく指導区分の導入―．日本小児科学会雑誌．1996; 100: 766-73.
2) 長尾秀夫．てんかん児の生活支援と看護．小児看護．2007; 30: 178-85.

てんかんの消失

　二十数年前の話です。しばらく抗てんかん薬を服薬していましたが、何年も発作がないので、既に断薬していた学童です。学校のプールに入る際、「治癒」の診断書を求められました。断薬後、どこまで経過をみたら「治癒」としてよいのか。いろいろ文献を調べても、どこにも書いてありません。困りましたね。いくら経過がよくても「治癒」と書くのは私としても抵抗がありました。

　断薬後も相当期間にわたり発作がない場合、てんかんはもう終わっていると考えてもよいはずです。では、どの程度なら「相当期間」なのか。この問題について国際抗てんかん連盟（ILAE）が2014年に指針を発表しました[1]。次の条件を満たす場合、「てんかんの消失」と判断します。

- 年齢依存性てんかん症候群であったが、現在はその好発年齢を過ぎている
- 過去10年間発作がなく、過去5年間は抗てんかん薬を服用していない

　「消失（resolved）」という言葉の意味は、「てんかんを有してはいないが、てんかんが再発しないという保証はしない」とされていますから、「治癒」とはニュアンスが異なります。しかし、いままで何も基準がなかったことを思うと、格段の前進ですね。

【文献】

1) Fisher RS, Acevedo C, Arzimanoglou A, et al. ILAE official report: a practical clinical definition of epilepsy. Epilepsia. 2014; 55: 475-82.

2 暑い時期、汗は出てますか

　毎年、暑い季節が来るたびに外来に注意喚起を促す掲示を貼り出します（図2）。

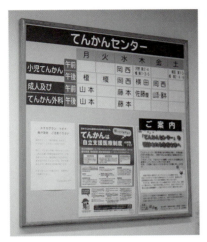

図2　発汗障害　ご注意ください
聖隷浜松病院てんかんセンターの待合室に、毎年、暑い時期に掲示しています。

発汗障害にご注意ください

　診察時にも「汗は出ていますか」と質問します。ゾニサミドとトピラマートでは発汗障害をきたすことがあります。これらを内服中の場合には発汗障害について必ず説明し、注意を払うように指導しています。

　汗が出にくいと、どうなるのか。放熱できず、体温が上がります。特に暑い時期には「うつ熱」をきたすことがあります。この副作用、かなり多くの子どもが経験します。珍しい症状ではありません。トピラマートの発汗障害は成人よりも子どもに多いと報告されています[1]。ただし、この論文の研究対象には高齢者が含まれていません。成人のてんかんを担当している医師の話では、発汗障害による「うつ熱」は、特に高

齢者に多いとの見解でした。子どもと高齢者は、特に気をつける必要があります。

　発汗障害は QOL を下げます。

ちょっと運動すると、顔が真っ赤になる

　体を動かすと体温が上がってしまうので、暑い時期には、

学校の体育ができない

徒歩で登下校できない

といった事態になり、QOL が低下します。重度の場合、「熱中症」の危険があります。

　熱中症の対策として、どんな工夫を思いつきますか？

水分をしっかりとる

　一般的な熱中症では、水分摂取は有効な予防策のひとつです。しかし、ゾニサミドとトピラマートでは汗が出にくいのです。「水を飲んでいれば大丈夫」ではありません。水を飲んでも汗が出ないのですから、熱中症のリスクは残ります。

　発汗障害への対策は 2 つの戦略が考えられます。
　①日常生活での対応
　②薬物療法の工夫
　日常生活における対応としては、

涼しいところで、風を当てて休む

体を水で濡らす

　水で濡らしたバンダナを巻いておく、濡れたタオルで体を拭く。外出時には「霧吹き」持参というお母さんがおられました。良い方法です。外で思いっきり遊ばせて、顔が赤くならないように、ときどき霧吹きで水をかける。

　薬物治療上の工夫も考慮します。発汗障害は用量依存性のことが多く、減量により改善します。しかし、減量に伴う発作の再燃リスクも考

慮しなければなりません。他剤への変更もひとつの方法です。いままでに何人もの子どもで発汗障害を理由に薬を変えました。ほかの薬に入れ替えて、発作が止まったままなら良いのですが、いつもうまくいくとは限りません。

　発汗障害の程度によって対応策は異なります。発汗障害が軽度なら「涼しいところで休ませる」、「体を濡らす」といった対策を講じ、薬は継続。熱中症のリスクがありそうなら減薬または断薬、ほかの薬剤に変更。副作用と効果と、どちらを優先するのか。難しい選択です。副作用が出ているのにそのまま使い続けるとはけしからん、という意見もあるでしょうが、その薬を使わなければ発作が止まらない、難治なてんかんの場合もあるのです。

　当院の患者さんにはよく指導しておりますので、暑さが本格的となる真夏には、みなさん、かなり気をつけておられます。しかし、熱中症の危険は真夏だけではありません。6月、梅雨の晴れ間に急に気温が上がることがあります。体が暑さにまだ慣れていない。こういう時期、急激に気温が上がった日が危険です。「症例：熱中症　ご注意ください」を参照ください。この2症例はいずれも小学生でした。このくらいの年齢が一番危険です。もっと小さい乳幼児はひとりで出歩かず、大人の管理下にあります。周りの大人が気をつけていれば、大事には至りません。大人の管理下を離れる年齢の子どもには、暑さを感じたときに自分で何とか切り抜けられるよう、日頃から本人によく指導しておく必要があります。この2症例を機に、当院では指導をいっそう強化しました。そのためか、ここ数年、熱中症救急搬送はありません。

【文献】
1) Ben-Zeev B, Watemberg N, Augarten A, et al. Oligohydrosis and hyperthermia: pilot study of a novel topiramate adverse effect. J Child Neurol. 2003; 18: 254-7.

症例　熱中症　ご注意ください

　4歳発症の潜因性前頭葉てんかんの男児。6剤の抗てんかん薬使用歴がありますが、月単位の発作を繰り返していました。当院へ紹介され、最終的にゾニサミドをトピラマートに置換し、これにガバペンチンを追加した段階で発作が止まっています。最終発作は6歳0カ月でした。

　X年6月（6歳11カ月、小学1年生）、学校から歩いて帰宅中、道路で倒れました。中学生が発見し、近所の住民が119番通報（15時28分）、当院へ救急搬送されました。けいれんはなかったとのことです。来院時、視線合わず、呼びかけに反応せず、体動が著しく不穏状態でした。体温40.6℃の高体温ですが、皮膚に発汗を認めません。心拍数215／分、収縮期血圧114 mmHg、SpO_2 96％。右上肢にⅡ度熱傷を認めました。血液生化学検査では、Na 137 mEq/L、K 4.0 mEq/L、Cl 109 mEq/L、BUN 20 mg/dL、クレアチニン0.67 mg/dL、尿酸6.3 mg/dL、CPK 482 U/L、血糖178 mg/dL、ベースエクセス－9.3 mEq/L、HCO_3 15.7 mEq/L、白血球数13,150/μL、赤血球数412万/μL、血小板数30.9万/μL、Hgb 11.7 g/dL。ただちに輸液とクーリングを実施し、1時間後に37.4℃まで冷却しました。翌朝、元気に退院。トピラマートを漸減中止し、ガバペンチン単剤としましたが、発作はありません。

解説

　トピラマートとガバペンチン併用で発作が抑制されていた学童です。当日の処方はトピラマート150 mg/日、ガバペンチン1,000 mg/日。体重は25 kgで、トピラマートは6 mg/kg/日に相当します。トピラマートの添付文書では「維持量として1日量6 mg/kgを経口投与する。症状により適宜増減する」と記載されています。したがって、過量投与というわけでもありません。熱傷は熱いアスファルトに横たわったときに生じたと考えられ、路上で意識障害をきたしたことが示唆されます。それまで1年近く発作は抑制されており、その後も発作がありませんので、てんかん発作で倒れたとは考えがたいケースです。暑い時期に歩いて下校中に熱中症をきたしたと考えました。

　この日、梅雨の晴れ間で、浜松市の最高気温は37℃に達しました。前の週

まで20℃台で、急に気温が上がったときでした。当日、当院の熱中症救急搬送は7件。うち2件が子どもで、2人ともてんかん。てんかん2例のうちの1例が本症例でした。もう1例は9歳男児で、ゾニサミド300 mg/日（8 mg/kg/日）内服中でした。15時30分頃、歩いて下校中に路上で倒れているところを中学生が発見（全く同じ状況ですね）。体温40℃で意識障害を伴い、右下肢にI度熱傷。本症例と同時間帯でしたので、ERで2人並んで処置をしました。この子も、翌日、元気に退院しております。その後、ゾニサミドをクロバザムに置換し、発作はありません。

　なお、本症例はガバペンチンが著効しました。8剤目でガバペンチンを試し、数年来、発作は抑制されています。小児のてんかん治療でガバペンチンの出番はあまり多くないのですが、時に奏効しますので、難治例には試してみるとよいですね。

3　薬を吐いてしまったとき

　胃腸炎で嘔吐や下痢がひどくなると、抗てんかん薬の効果が落ちるかもしれません。ふだんは発作が止まっていても、発作再燃のリスクがあります。薬を吐いてしまった、吐き気が強くて内服できない。薬は飲めているが下痢がひどい、といったときですね。

　薬を吐いた場合、飲み直した方がいいでしょうか？　内服してからどのくらい時間が経っているかがポイントです。私はこのように指導しています。

服薬後15分以内に吐いた場合は飲み直す

　服薬直後に吐いた場合は、飲み直すことによって発作の再燃を予防した方が得策でしょう。一方、服薬後15分を過ぎて吐いた場合は判断が難しくなります。薬の一部は吐き出された可能性があります。しかし、一部の薬は既に吸収されています。吐き出した薬と体内に残った薬の割合は不明。ある程度の薬物は体内に吸収されているはずなので、この状況で1回分の薬を飲み直す必要性は乏しいのではないかと考えていま

す．そこで私は，

　服薬後 15 分を過ぎて吐いた場合は飲み直さない

ようにお話ししています．ただし，病状の重症度（重積を起こしやすいかどうかなど）によって患者さんごとに個別に対応します．

　「15 分」は科学的根拠に基づいた判断ではありません．エビデンスはないのですが，長年，このように指導してきて，大きな問題がなかったという経験値です．具体的な数字で目安を示した方がよいと考えて「服薬後 15 分」を基準にしてお話ししますと，中には細かく質問される人もいます．

　「先生，16 分だと飲み直さないんですか？」

　大雑把な目安を示しています．10 分よりは長い，20 分よりも短い．「15 分」とは，そういう時間と理解してください．

　血中濃度の上昇スピードは抗てんかん薬ごとに違います．同じバルプロ酸でも通常製剤と徐放製剤では大きく異なります．そこまで考慮すると非常に複雑な話になってきます．たとえば「2 剤服用中で，一方は吸収が速い薬，他方は遅い薬」という場合に，「片方は飲み直す，他方は飲み直さない」なんて考え始めるときりがありません．患者さんにお話しするときはシンプルな方がわかりやすいので，どの薬でも「15 分」を基準にしてきました．

　「嘔気が強くて，薬が飲めない」ということもありますね．

　薬が飲めないくらい嘔気が強いときは脱水の危険もありますので，かかりつけ医を受診してください．輸液などで症状がやわらいだときに抗てんかん薬を内服しましょう．どうしても抗てんかん薬を服薬できないときはジアゼパムなどの坐剤を臨時に使う場合があります．

　嘔気に漢方薬の五苓散は良い治療法です．軽症の胃腸炎なら一服でかなり症状が緩和されることがあります．

§4 日常生活を指導する

コラム

てんかんの子どもの予防接種に慎重だった時代

　私が医師になった頃、「てんかんの子どもに予防接種をするなんて、とんでもない」という風潮がありました。風潮なんて曖昧な表現をしなくても、実際に（旧）予防接種法で「1年以内にけいれんを認めた場合」は「禁忌」とされていました。禁忌という恐ろしげな文言により厳重に制限されていたのです。

　行政当局だけでなく、小児科医の間でも予防接種に慎重な考え方が根強かったですね。駆け出しの頃、「てんかんの子どもに予防接種はするな」と指導を受けました。「1年以内」との文言は拡大解釈され、発作が抑制されているにもかかわらず予防接種の機会を逸する子どもがたくさんいました。

　私はこの拡大解釈に反発しました。

　発作が止まっている子どもに予防接種を制限する必要があるのか？

　発作が止まっているのに予防接種を禁ずる先輩医師に違和感をぶつけたこともあります。周りの小児科医に相談しましたが、なかなか、てんかんの子どもに予防接種をしようという考えに同調する医師はいませんでした。

　周りの人に相談しても解決しない問題は、いまならインターネットで調べますよね。当時はパソコン通信の全盛期でした。若い人は「パソコン通信」なんて言葉も知らないでしょう。インターネットとは違って、また独特の雰囲気があって、懐かしいですね。当時、パソコン通信システムの中に小児科医が集まる電子会議室があり、そこで予防接種の問題を話し合ったものです。この会議室では、てんかんだからという理由で子どもに予防接種を受けさせないのは不合理との意見が出ました。しかし、これは少数意見。当時の小児科医の間では、消極的な姿勢が目立ちました。

　てんかんの子どもは予防接種を受けられず、感染症を予防する機会が得られない。予防できるはずの病気を防ぐことができない。非常に強い憤りを感じていました。

　1994年、予防接種法が改正されました。それまで「禁忌」でしたが、「予防接種要注意者」に緩和され、予防接種への門戸が開かれました（厚生労働省

ホームページ「予防接種ガイドライン」http://www.mhlw.go.jp/topics/bcg/guideline/1.html）。改正法施行に際し、市の担当者からの説明会に出席し、大胆な改正に驚いた記憶が鮮明です。これで堂々と予防接種ができる、と喜びました。しかし、期待は裏切られたのです。法改正後、直ちにてんかんの子どもへの予防接種が普及したわけではありません。「要注意」というけれど、具体的にはどのように注意したらよいのか。注意の基準が明確ではなく、個々の医師によって判断が異なる状況でした。実際、法改正後に「予防接種ガイドライン」に基づいて、私がてんかんの子どもにワクチンを接種したところ、当時の上司から厳しく叱責されてしまいました。

　そもそも、なぜ、てんかんの子どもに予防接種が制限されてきたのか。予防接種を受けると、何か悪いことが起きるのか。続きは本文へ。

4 予防接種で発作は増えるか

　かつて、てんかんの子どもには予防接種が厳しく制限されていた時代がありました。てんかんの子どもは予防接種を受けられず、感染症を予防する機会を逸することが少なくありませんでした。なぜ、てんかんの子どもに予防接種が制限されてきたのか。予防接種を受けると、何か悪いことが起きるのか。

　てんかんを持つ子どもに対する予防接種について、詳細な調査の結果が報告されています[1]。対象は難治てんかんで、発作未抑制の小児です。この論文によれば、予防接種後にてんかん発作が増加したケースは麻疹ワクチンで6％、インフルエンザワクチンで2％でした。大半が発熱に伴う一過性の発作増加です。発作は増加しましたが重積ではなく、全例で外来での対応が可能でした。

　一方、自然罹患の場合。けいれん重積を生じたケースが麻疹罹患時25％、インフルエンザ罹患時27％でした。これら全例で入院が必要でした。

　このように一部の子どもではワクチン接種後に発作が増加しましたが、発作自体は軽症で、入院の必要はありませんでした。一方、自然罹患の場合には4人に1人が重積発作で入院したという結果です。

　ワクチン接種後に発作が増加したケースの多くが発熱を伴っていました。予防接種後に副反応で発熱をきたすことがあり、これに伴って発作が増加するリスクがあります。一方、実際に感染症に罹患して発熱をきたすと、その発熱でもてんかん発作が増悪するリスクがあります。両者どちらが子どもにとって危険か。この調査結果では、むしろ自然罹患の方が高リスクでした。

　この論文では「予防接種後に発熱などの非特異的要因により、発作が増悪する例がわずかにみられたが、おおむね各予防接種は安全に施行」

と結論されています。まとめますと、
- 予防接種後にてんかん発作が増加するケースがみられた
- 大半が発熱に伴う一過性の発作増加だった
- 発作自体は比較的軽症であり、重症化しなかった
- 自然罹患の場合には重積発作をきたしやすかった

　予防接種後に限らず、てんかんの子どもが一般的な感染症で発熱時に発作が増加することがあります。小児では特に発熱時に発作が増悪しやすいてんかん症候群があります。その代表はDravet症候群。かつては乳児重症ミオクロニーてんかんと呼ばれていました（歴史的には両者は完全な同義とは言えないのですが、現在では同じカテゴリーと考えていただいて結構です）。Dravet症候群は発熱に伴って重積発作をきたしやすいことが知られています。

　乳児重症ミオクロニーてんかん症例に対する予防接種の調査結果がまとめられています[2]。ワクチン接種後の副反応は「発熱やけいれんは有意に低率（7.2%；けいれんのみでは5.0%）」。一方、自然罹患では「けいれん発作の増悪、意識障害、脳症などの重篤な合併症が高率（63%）」と報告されています。予防接種の副反応としてけいれんをきたしたケースは5%で、自然罹患で重篤な合併症は63%だったという結果です。自然罹患の方が驚くほど高率ですね。この結果をふまえ、「積極的にワクチン接種を推奨し、自然罹患による合併症のリスクを低減する必要がある」と結論されています。

　Dravet症候群のように発熱で発作が増悪しやすいタイプのてんかん症候群こそ、自然罹患を避けるためワクチンを接種すべきです。Dravet症候群に限らず、一般的に小さな子どものてんかんは発熱で発作が増えやすい傾向にありますので、ワクチンで感染症を予防する価値があると考えます。

【文献】

1) 伊予田邦昭, 粟屋　豊, 松石豊次郎, 他. てんかん接種基準案による前方視的アンケート調査（最終報告）. 難治なけいれん発作をもつ小児に対する予防接種実施に関する多施設共同調査. 脳と発達. 2007; 39: 456-8.
2) 田辺卓也, 粟屋　豊, 松石豊次郎, 他. 乳児重症ミオクロニーてんかん（SMEI）症例のワクチン接種状況調査. 脳と発達. 2004; 36: 318-23.

Dravet 先生に日本酒を勧めた夜

　Dravet 症候群の話題が出たところで、昔のエピソードを思い出しました。二十数年前、Dr. Charlotte Dravet が大田原俊輔教授に招かれて岡山に来られたときのこと。和食の歓迎会で、私が幹事役でしたので、Dravet 先生に乾杯のビールを勧めたところ、「日本人はビールを飲むのか」と驚いておられました。

　「ええ、日本ではビールで乾杯しますよ。先生はビールを飲まれますか？」と返したら、

　「Never！」

　あまりの語気の鋭さに、びびってしまいました。

　No ではなく Never。フランス人たるものビールなんぞ飲むものか、という強い意思を感じました。

　その夜、Dravet 先生は日本酒を嗜まれました。

5　予防接種は「注意」して実施

　20年以上も昔のことですが、「てんかんの子どもに予防接種を受けさせるなんて、とんでもない」と考えられていた時代がありました（コラム：てんかんの子どもの予防接種に慎重だった時代）。たしかに一部の子どもでは予防接種後に発作が増加するので、これを恐れて接種を避けていたのですね。当時、まだ若かった私は「てんかんだからという理由で予防接種を受けさせないのはおかしいのではないか」と主張しました。すると指導医からワクチン禍に関する本[1]を薦められ、戒められました。ワクチンによる健康被害の手記でした。たしかに予防接種には副反応のリスクがあります。ワクチンは医薬品です。副反応ゼロが理想ですが、ほかの医薬品同様、現実には一定の副反応がみられます。副反応を危険視する立場をとれば、予防接種は受けるべきではないという意見に到達します。ただ、予防接種を受けない場合には、受けないことによるリスクを受忍しなければなりません。てんかんの場合、自然罹患では発作が増悪し、重積発作の可能性があることを知っておく必要があります。

　そこまで理解した上で、どちらを選択するか。

　主治医が予診を尽くして本人の状態を把握し、個別に接種するのであれば、ワクチンで感染症を予防した方が、てんかんの子どもにとってもメリットがある、と私は考えます。

　ただし、てんかんは「予防接種要注意」とされていますので、一定の配慮は必要です。

　では、どのように「注意」しながらワクチンを受ければよいのか。一部の症例では予防接種の副反応による発熱に伴ってんかん発作が増加していました[2]。発熱への対応が必要です。

　予防接種ガイドライン[3]では「てんかんをもつ小児はさまざまな感染症疾患に自然罹患することにより、発熱などによるけいれん発作再燃や発作重積症などのリスクを持っている場合が多い」とした上で、日本小

表20　てんかんをもつ小児に対する予防接種基準

1. コントロールが良好なてんかんをもつ小児では、最終発作から2〜3カ月程度経過し、体調が安定していれば現行のすべてのワクチンを接種しても差し支えない。
   また乳幼児期の無熱性けいれんで観察期間が短い場合でも、良性乳児けいれんや軽症胃腸炎に伴うけいれんに属するものは上記に準じた基準で接種してよい。
2. 1.以外のてんかんをもつ小児においてもその発作状況がよく確認されており、病状と体調が安定していれば主治医（接種医）が適切と判断した時期にすべての予防接種をしても差し支えない。
3. 発熱によってけいれん発作が誘発されやすいてんかん患児（特に乳児重症ミオクロニーてんかんなど）では、発熱が生じた場合の発作予防策と万一発作時の対策（自宅での抗けいれん剤の使用法、救急病院との連携や重積症時の治療内容など）を個別に設定・指導しておく。

(以下、略)

（予防接種リサーチセンター．予防接種ガイドライン2014年度版[3]より）

児神経学会が推薦する基準を引用しています（表20に抜粋）。

「神経疾患をもつ小児に対する予防接種ガイドブック[4]」を丁寧に読めば、てんかん患児への予防接種は広く認められていることがわかります。発作が止まっている場合には予防接種を受けることができます。発作が止まりきっていなくても、主治医（接種医）との相談の上、接種を受けることが可能です。

表20の第3項、発熱時に発作が増える傾向がある場合の規定では、「自宅での抗けいれん薬」と記載されており、通常は、ジアゼパム坐剤を用意します。ジアゼパム自体は古くからある薬ですが、経口剤はけいれん発作について保険適応がありませんでした。保険適応のあるジアゼパム坐剤が発売されたのは1992年です。それ以前は、発熱時のけいれん予防について保険適応を有する対処法がありませんでした。これも、てんかんの子どもにワクチンが制限されていた理由のひとつかもしれま

§4 日常生活を指導する

せん。

　日本でも、最近はてんかんの子どもに予防接種が広く行われるようになってきました。20年ほど前まで予防接種が厳重に制限されていたことを思うと隔世の感があります。

【文献】
1) 吉原賢二．私憤から公憤へ―社会問題としてのワクチン禍―．東京：岩波書店；1975.
2) 伊予田邦昭，粟屋　豊，松石豊次郎，他．てんかん接種基準案による前方視的アンケート調査（最終報告）．難治なけいれん発作をもつ小児に対する予防接種実施に関する多施設共同調査．脳と発達．2007; 39: 456-8.
3) 予防接種ガイドライン等検討委員会．予防接種ガイドライン2014年度版．東京：予防接種リサーチセンター；2014.
4) 粟屋　豊，伊予田邦昭，栗原まな，他，編．神経疾患をもつ小児に対する予防接種ガイドブック．東京：診断と治療社；2007.

6 子どもの細菌性髄膜炎が減っている

　ヒブワクチンと小児用肺炎球菌ワクチンの目的は主として細菌性髄膜炎の予防です。細菌性髄膜炎は「抗菌薬療法の発達した現代にあっても、発症すれば致死率は高く、また救命できても重篤な後遺症を残すことがあり、特に小児においては侮れない感染症である[1]」。

　「重篤な後遺症」とは、具体的には「麻痺、知的障害、てんかん」。小児科医になりたてのとき、当直医の心得として「髄膜炎と腸重積は絶対に見落とすな」と教えられました。どちらも治療開始の遅れが許されません。細菌性髄膜炎は小児科医にとっても手強い相手です。

　私は三次救急病院に勤めています。毎年、子どもの細菌性髄膜炎を経験してきました。当院の2003年4月～2008年3月の集計では、5年間で19人でした。でも、最近、子どもの細菌性髄膜炎をみなくなりましたね。当院で最後の小児患者は2010年の2例でした。このうち1例は免疫抑制療法中、ほかは無脾症の子どもであり、いずれも基礎疾患が

ありました。基礎疾患のない子どもの細菌性髄膜炎は、当院では2009年が最後でした。毎年4人程度の子どもが入院していたのに、2009年以降、パタッと止まっています。

　日本では2008年12月にヒブワクチン、2010年2月に小児用肺炎球菌ワクチンが導入されました。当院で細菌性髄膜炎が減少した時期とよく一致しています。

　北海道における小児の細菌性髄膜炎の発症数とワクチン普及との関連を調査した論文[2]を紹介します。北海道では2011年後半に2つのワクチンの接種率が向上したと記載されています。2つのワクチンが普及する前の5年間（2007〜2011年）と接種率が向上した2012年について発症数を比較しています。

起炎菌	2007〜2011年（5年間）	2012年
インフルエンザ菌	60例	0例
肺炎球菌	20例	1例

　2012年には発症数がぐっと減っていますね。

　発症が減っているのは当院の特殊事情ではなく、広いエリアでも同様であることがわかりました。これは予防接種の効果と考えてよいでしょう。2つのワクチンによって「子どもの細菌性髄膜炎を減らす」という目論みは成功しているようです。

　細菌性髄膜炎の後遺症でてんかんを発病した場合、なかなか発作を止めることができず、難治です。さらに麻痺や知的障害を伴うことも多く、社会生活に支障をきたします。

　発展途上国ではてんかんの発症率が高いのですが、その理由のひとつとして髄膜炎などの中枢神経系感染症があげられています[3]。細菌性髄膜炎の後遺症によるてんかんは、いまだ大きな問題となっています。

日本ではヒブワクチンと小児用肺炎球菌ワクチンの導入後、細菌性髄膜炎の発症が減っています。

予防接種が普及
→　細菌性髄膜炎の減少
→　てんかん発症の減少

米国 CDC はホームページで次のように述べています[4]。

How can I prevent epilepsy?

Be up-to-date on your vaccinations.

「てんかんを予防する」という CDC の発想を斬新に感じました。

てんかんの原因は多岐にわたります。細菌性髄膜炎は、たくさんある原因のほんの一部に過ぎません。細菌性髄膜炎を予防できても、てんかん全体からみれば、てんかん発症数の低下はわずかしか期待できません。そうはいっても、細菌性髄膜炎後のてんかんは難治性です。細菌性髄膜炎が減れば、難治性のてんかんを発病する子どもが何人かでも減ることは確かです。予防に勝る治療はありません。

後遺症に苦しむ子どもが、もうこれ以上、現れないように、発展途上国も含め、予防接種の普及を願ってやみません。

【文献】

1) 国立感染症研究所ホームページ．細菌性髄膜炎とは．http://www.nih.go.jp/niid/ja/diseases/392-encyclopedia/404-bac-megingitis.html
2) 富樫武弘, 坂田　宏, 堤　裕幸, 他．細菌性髄膜炎患者のヒブワクチン, 小児用肺炎球菌ワクチン普及前後の比較．日本小児科学会雑誌．2013; 117: 1767-74.
3) Murthy JM, Prabhakar S. Bacterial meningitis and epilepsy. Epilepsia. 2008; 49: 8-12.
4) How can I prevent epilepsy?　CDCホームページ．http://www.cdc.gov/epilepsy/basics/faqs.htm

コラム

「知らぬがゆえの不安」という障壁

　かつて、てんかんの子どもは学校のプールに入れてもらえず、予防接種も受けられませんでした。病状は問わず一律禁止という厳しい時代があったのです。年配の先生方、覚えておられますか、あの時代を。もちろん一定の配慮は必要ですが、根拠のない制限は廃したいと思います。このような極端な制限は「知らぬがゆえの不安」に基づくものです。知らないから怖い。怖いから蓋をする。てんかんを知れば不安が解消され、極端な制限は無用だとわかってきます。一昔前にくらべると、現在は理不尽な制限が解消されつつあります。さらに努力が必要です。学校、社会、そして何よりも医師がてんかんを知ることから始め、この障壁を克服していきたい。そう思います。

5 シンプル処方でいこう

　私の信条は「シンプル処方」。それはもう、根限り頑張っています。強迫的と言ってもよいくらいです。てんかんは単剤療法が理想です。とはいえ、現実的には、全症例で単剤というわけにもいきません。単剤化を目指し努力した結果として、最終的には併用となる場合もやむを得ません。このように、鋭意努力した結果、単剤もしくは2、3剤の併用となった場合を、単剤療法に近いという意味で、私は「シンプル処方」と呼んでいます。私たち小児神経科医の仕事では薬物療法こそ真骨頂。工夫を凝らした処方は、それこそアートな世界ですよ。ここでは私の目指す「シンプル処方」の具体的な取り組みを紹介いたします。

症候性てんかんこそ、シンプル処方でいこう

　8歳でてんかんを発症した男児です。3つの薬剤で改善せず、発症から約1年後に9歳で当院へ紹介されました。紹介時の処方はカルバマゼピン400 mg/日、バルプロ酸200 mg/日、トピラマート250 mg/日（図3）。体重は40 kg。口部自動症を伴う複雑部分発作を週単位で繰り返しています。二次性全般化発作はありません。頭部MRIで右側の海馬硬化像を認めました。右利きです。てんかん外科の術前検査を進め、同時並行で薬剤調整を行いました。まずバルプロ酸を中止、トピラマートを漸減中止、カルバマゼピンを漸増しました。カルバマゼピン800 mg/日で発作頻度は不変でしたので、レベチラセタムを追加しました。250 mg/日から開始し、漸増していくと、2,500 mg/日で発作は抑制されました。ここまで当院初診から2カ月あまりです。以後、カルバマゼピン800 mg/日とレベチラセタム2,500 mg/日の2剤併用で、現在まで5年にわたり発作は抑制されています。術前検査を実施しましたが発作が止まりましたので、てんかん外科手術は見送りました。

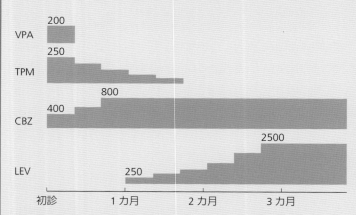

図3　海馬硬化症を伴う内側側頭葉てんかんの治療経過
初診時9歳の男児。
VPA: バルプロ酸、TPM: トピラマート、CBZ: カルバマゼピン、LEV: レベチラセタム。
レベチラセタム追加で発作は抑制され、以後、現在まで5年にわたり経過良好です。

1 シンプル処方で薬剤数を減らす

　私の目指す「シンプル処方」とは何か。「症例：症候性てんかんこそ、シンプル処方でいこう」をモデルに説明していきます。まず、このケースの初診時における問題点を列挙します。
- 抗てんかん薬3剤に反応せず
- 右海馬硬化
- 複雑部分発作が1年にわたり続いている

　週単位の発作で学業に支障をきたしていますから、とにかく早く発作を止めたいと考えます。時間は限られています。悠長にやっているときではありません。外科治療でいくのか、薬物治療でいくのか。直ちに術前検査として PET、SPECT、長時間ビデオ脳波モニタリングを計画し、これらの検査と並行して薬剤の調整を行いました。本例はてんかん外科治療の良い候補となります。外科治療を優先させるという考え方もあります。手術適応については「社会に飛び立つ前に発作を止めたい」（178 ページ）で再度、このケースを題材として考えていくことにしました。とりあえず本章では「シンプル処方」の話を進めていきますね。

　「シンプル処方」で、最初に行う作業は
　薬剤数を減らす

　初診時の処方は3剤。いままでに使われた薬も3剤。つまり、全部、残っているわけです。最初の薬に効果がなく、次の薬も効かず、さらに3つ目を足した。結局、発作は止まらない。薬は全部残っている。これは、是非、避けたい処方パターンです。

　効かない薬は中止する

　こんなこと、当たり前だと思われるでしょう。でも、実際の臨床現場ではこれがとても難しいのです。外来で患者さんを目の前にすると、薬を止めることの難しさを実感します。でも、勇気を持って中止しましょ

う。このケースでは「バルプロ酸中止、トピラマート漸減中止、カルバマゼピン漸増」という治療計画を立てました。

　では、このプランの背景を説明いたします。

　まずバルプロ酸。この薬剤は部分発作にも効くことがありますので、ケースによっては試してもよいでしょう*1。ただし適応症例は限られます。私は「脳波異常の広汎化傾向が強い」あるいは「二次性全般化発作」の場合には部分発作にバルプロ酸を使うことがあります。本例のような口部自動症を伴う複雑部分発作において、バルプロ酸の優先順位は高くありません。いったん断薬でよいと考えます。

　残ったのはトピラマートとカルバマゼピン。「シンプル処方」では、薬剤数を減らしますので、どちらかを断薬したいと考えます。どちらを選ぶか。トピラマートはMRIで器質的病因が明らかなケースでもよく効くことがありますので、本例でも期待はできます。しかし、部分発作の第1選択薬はカルバマゼピンですから、まずこちらで勝負してみたいと考えます。

　カルバマゼピンを800 mg/日まで増やしましたが、結局、無効でした。

　さて、次はどう手を打つか。いくつか選択肢があります。トピラマートを再度試してみるという方法もあり得ると思います。しかし、既に250 mg/日で効果がなかったので、勝率は高くないかもしれません。治療は時間との勝負です。「社会に飛び立つ前に発作を止めたい」（178ページ）で後述するように、「手術でいくのか、薬でいくのか、早く判断」しなければなりません。薬剤調整ではタイムリミットを意識していきます。いったん減薬したトピラマートを再び増量するとなると時間がかかります。トライアルの結果、やはり効果なしとなった場合には、その期間を空費したことになってしまいます。それよりも、まだ試していない薬剤を追加してみようと考えるわけです。使用歴のない薬剤として、レベチラセタムの他にラモトリギンも有力な候補になりますが、このケースでは前者を選びました*2。結局、レベチラセタムで最終的に発

作を抑制することができました。

以後、経過はよく、現在、中学生で、発作はありません。

めでたし、めでたし、良かったですね。

で、ホントにいいですか？　これが「シンプル処方」？

みなさん、違和感を覚えませんか。なぜカルバマゼピンを止めないのか。

さて、これから、この違和感をさらに掘り下げていきますよ。

[*1]　バルプロ酸は全般発作の治療薬として有名です。「部分発作にも使っていいんですか？」と、成人の診療科の先生方からたびたび質問されます。小児では頻繁に部分発作にも応用しています。「小児てんかんの包括的治療ガイドライン」（日本てんかん学会 2005 年）では部分発作に対する第一選択薬は「カルバマゼピンまたはバルプロ酸」と記載されています。

[*2]　追加併用で効果が得られた場合、先行薬を断薬したいと考えます。その過程で追加薬が単剤で残ることになります。このような手順による単剤化を「結果単剤」と呼びます。このケースではカルバマゼピンに追加併用する薬剤としてレベチラセタムを選択しました。もし、ラモトリギンを追加したらどうなるでしょうか。単剤化を目指すのであれば、最終的にはラモトリギンが単剤で残ることになります。この場合、用量の設定が非常に困難です。カルバマゼピン併用下ではラモトリギンの半減期が短縮し、血中濃度は下がります。ところがカルバマゼピンを断薬すると、ラモトリギンの半減期は本来の値に戻る（つまり延長）ので、血中濃度は上昇します。急激に血中濃度が上昇する可能性があり、用量の再調整を要します。その際の煩雑な手順を考えると、優先順位を高くすることはできませんでした。

2　シンプル処方のタイムリミットを考える

「シンプル処方」の仕組みは、

薬剤数を減らす

効かない薬は中止する

でしたね。可能な限り単剤で、多くても2、3剤併用までとするように努力しています。

「症例：症候性てんかんこそ、シンプル処方でいこう」の経過図をみてください（図3）。カルバマゼピンとレベチラセタムの併用で発作が消失しています。みなさんが主治医だったとします。最終的にカルバマゼピンをどう扱いますか？　選択肢として、

A 選択	発作が止まったときの処方を継続する
B 選択	カルバマゼピンを断薬する

さあ、どうでしょう？　「シンプル処方」の原則は「薬剤数を減らす」、「効かない薬は中止する」ですから、このケースではB選択を考えます。

もともと、カルバマゼピン 800 mg/日で発作は改善していません。体重は 40 kg ですから 20 mg/kg/日に相当し、血中濃度は 11.7 μg/mL でした。用量は十分です。十分な用量の薬剤を試しても発作頻度は不変でしたから、無効と判断します。無効な薬剤が、なぜ5年間も残っているのか。「シンプル処方」の原則は、どこへ行っちゃったのか。

実はこの患者さん。主治医は私ではありません。本書の執筆に際して、相応しい症例を探していて、たまたま注目したケースです。なぜ、カルバマゼピンを止めないのか、担当の小児神経科医Y先生に言い分を聞いてみました。

言い訳　その1	発作が止まったので、安心してそのままにした
言い訳　その2	レベチラセタムは併用薬

「その1」は、まさにA選択そのものです。「発作が止まった、だから今の処方は正しい、これを続ける」という考え方は、確かに筋が通っ

ているように見えます。併用したから発作が止まったのであり、レベチラセタム単剤で発作が止まるかどうか、わからない。単剤化しても止まったままとは保証できないから、いまの併用を続けた方が無難。そういう思考ですね。

さらに「その2」が援護射撃します。当時、レベチラセタムの保険適応は併用療法のみでした。単剤療法が承認されたのは2015年2月です。当時の保険適応を遵守すれば、カルバマゼピンは断薬できないというわけです。なお、新規抗てんかん薬における「結果単剤」の保険適応上の問題については「新規抗てんかん薬の単剤治療」（147ページ）を参照ください。

さあ、この2つの「言い訳」。みなさん、どう判断されますか。ここで私はあえて主張します。それでもBを選択すべし。Y先生に、なぜ、B選択を勧めるのか、理由を説明しました。その理由の根幹は、

シンプル処方のタイムリミットを考える

この患者さんは、当時、小学生でした。未来はどうなるか。考えてみましょう。海馬硬化症を伴う症候性てんかんです。将来、断薬可能とは考えがたいですね。いまは中学生です。そのうち卒業し、進学し、いずれ社会に出る。運転免許をとる。就職する。大人になって、車を運転しながら仕事をしている彼に向かって、「最近、調子が良いので、カルバマゼピンを止めてみましょうか」とは言えませんよ。2剤併用で発作が止まっているなら、その状態を維持するため同じ処方を継続していくはずです。カルバマゼピンを断薬して、万一、発作が再燃したらどうなるか。医学的には処方をもとに戻すだけのことで、簡単な話です。しかし、社会的には車の運転や仕事の面で大きな制約を受けることになりますね。そういうリスクがあります。大人になってしまうとリスクを許容することができなくなりますので、もうカルバマゼピンを断薬することはできないのです。結局、大人になっても、そのまま続けるしかありま

せん。いまは中学生です。先は長い。何十年も続くのです。

何十年も、ずっと飲むんですか、その無駄な薬

　カルバマゼピンが無駄であると、まだ決まったわけではありません。しかし、経過をみてください。無駄である可能性がかなり高いと言わざるを得ません。自分自身が患者の立場だったら。あるいは患者が自分の子どもだったら。私は嫌ですよ。何十年も、無駄かもしれないと思いながら薬を続けるのは。

　本当に無駄なのか、あるいは有用なのか。はっきりさせたいと思います。

　もちろん中学生だって発作の再燃は憂うべき出来事です。しかし、発作再燃に伴う社会的制約は、大人よりもずっと小さい。

　やるなら、今しかありません。

　社会的制約の小さい、今のうちに。

　ここでカルバマゼピンを断薬して発作が再燃したら、その後は納得して2剤併用を続けることができます。カルバマゼピンを断薬してレベチラセタム単剤でも発作が出なければ、将来、何十年にもわたって続いたかもしれない壮大な無駄を防いだことになります。

　このケースのタイトルを「症候性てんかんこそ、シンプル処方でいこう」とした理由がおわかりいただけたでしょうか。いま話題としているのは症候性てんかんです。特発性局在関連性てんかんではありません。たとえばBECTSのように、いずれは治って、すべての薬剤を中止できるという見込みなら、ここまで細かいことは言いません。副作用なく、発作が止まる治療なら、どんな処方も許容できます。しかし、本例は海馬硬化症を伴う症候性てんかんです。将来、断薬の見込みは立ちません。生涯にわたる内服が必要でしょう。だからこそ無駄を解消したい、そう考えます。

　症候性てんかんにおいて「シンプル処方」の思想を欠くと、どうなる

か。そもそも難治化しやすい病態です。あの薬も効かない、この薬も効かない。次々と薬を追加していき、最後には多数の薬が残ってしまう。7剤併用という子どもをみたことがあります。驚きましたね。7つの抗てんかん薬を同時に飲むなんて。特に症候性てんかんこそ「シンプル処方」の考え方を貫いていかないと、多剤併用の罠に陥るのです。

　これが私の目指す「シンプル処方」です。単剤療法に向かって、ぐいぐい進んでいく。その作業は「社会的制約の小さい子どものうち」に済ませておきたい。

社会に飛び立つ前に治療方針を決める
　これが私たち小児神経科医の責務と考えます。
　小児から成人へトランジション。大人になったとき、誰に治療を引き継ぐか。小児神経科医から、神経内科医、脳外科医、精神科医にバトンタッチします。発作抑制中の患者さんです。受け取った神経内科医としては、小児神経科医の処方を継続せざるを得ません。何年も続けてきた処方です。急に薬を変えるなんて、いまさらできませんよね。発作が止まっている患者さんの薬剤を変更する。これは大人になると、ほとんど実行不可能です。
　発作が止まれば、それで良い。確かにそうですが、もっと上を目指してみませんか。

発作を止めるならシンプル処方で
　何しろ先は長いのです。これから先、何十年もの将来を考えると、薬の数は減らしておきたい。行動するなら、今しかありません。

シンプル処方のタイムリミットを考える
　「シンプル処方」は「社会に飛び立つ前」に完成させたい。いつまでも時間をかけてよい作業ではありません。大人になる、その前まで。タイムリミットを意識した治療を心がけています。
　治療に費やす時間は限られています。限られた時間を有効に。

さて、担当のY先生。この話を聞いて、患者さんに説明したそうです。ご家族と相談して、今後は単剤化に向けて調整していくと聞いております。よい結果を期待しています。

3 シンプル処方の用量は十分に

「症例：症候性てんかんこそ、シンプル処方でいこう」の経過図をみてください（118ページ、図3）。このケースでは初診時に薬剤数を減らしましたが、新しい治療薬は開始していません。新規に薬剤を追加したのは、その次の段階でした。なぜ、初診時に新たな薬剤を開始しなかったのか。その理由は、初診時に服用していた3剤の用量にあります。どれも用量不十分と判断しました。

私の目指す「シンプル処方」の第一の原理は、

薬剤数を減らす

さらに、第2の原理として、

用量は十分に

ここでは薬剤の用量について考えていきます。

では、再度、図3（118ページ）をご覧ください。初診時の3剤について体重当たりの用量を確認しましょう。体重は40 kgです。

薬剤名	初診時用量（mg/kg/日）	常用量（mg/kg/日）[1]
バルプロ酸	5.0	10〜30
トピラマート	6.1	1〜9
カルバマゼピン	9.8	5〜20

まず、バルプロ酸からみていきます。ずいぶん少量ですね。そもそもこのケースの発作型では優先順位の高い薬剤ではありません。そこで、

直ちに断薬しました。

　次にトピラマート。初診時の用量は 6.1 mg/kg/日で、常用量の範囲内です。常用量の上限は 9 mg/kg/日と記載されています[1,2]。トピラマートに特有の副作用は確認できませんでしたので、さらに増量することは可能です。

　カルバマゼピンも同様です。通常の用量ではありますが、まだ増量は可能です。

　増量が可能にもかかわらず、そこで諦めて、次の薬を追加する。これは残念な処方です。あと少し頑張れば効いたかもしれないのに、中途半端なところで諦めてしまう。その背景になっているのが、この考え方です。

必要最小限の薬剤

　もちろんそうですよ。最小限の薬剤で治療すべきです。ただし、この文言は誤解されていると感じます。

必要最小限の用量 ≠ 少量

　その患者さんに必要な最小限の用量が、必ずしも「少量」とは限りません。繰り返し念を押しますが、このケースは症候性てんかんです。術前検査も同時並行で進めており、薬剤抵抗性を確認したら、速やかに外科手術に踏み切る方針です。手術でいくのか、薬剤でいくのか、最終判定を行っている場面です。特発性てんかんとは根本的に発想を変えなければなりません。少量で管理できれば理想的ではありますが、現実的ではない場面もあるのです。確かに少量の薬剤によく反応するケースもあるので、まずは少量から試してみるべきです。しかし、症候性てんかんでは最終的な用量がしばしば多くなり、場合によっては大量療法を実施する場合もあります。

中途半端で諦めない

　中途半端な用量で薬剤を残し、結局、薬剤数だけ増えていく。これは避けたいですね。効くのか効かないのか。はっきりさせましょう。増量

して効けばよいし、効かなければ断薬です。

効かない薬は中止する

　中途半端な用量では、効いているのかどうかもよくわかりません。増量に伴って副作用が出て困るなら、その時点で対応します。

　このケースではカルバマゼピンを 800 mg/日まで増量しました。20 mg/kg/日に相当します。ここまで増やしても発作が改善しませんでしたので、無効と判断しました。

　本例では初診の段階で 3 つの薬剤を使用していましたが、いずれも増量の余地がありました。症候性てんかんに対して必要十分な治療とは言えないと判断し、十分な用量を試す方針としたのです。ですから、初診時にいきなり別の薬を新規に開始するのではなく、既存の薬の調整を行ったというわけです。

　さて、本例ではカルバマゼピンを無効と判断した時点で、次の薬剤としてレベチラセタムを試しました。この薬剤についても用量をみていきましょう。

　初回は 250 mg/日で、6 mg/kg/日に相当します。レベチラセタムの添付文書に初期用量は 20 mg/kg/日と記載されていますが、私はこれを多すぎると考えています。もっと少量で効くケースがありますし、この用量では眠気を訴えることが多いので、私はおおむね 5 mg/kg/日で開始しています。

　最終的な用量は 2,500 mg/日でした。この時点では体重が 42 kg でしたから、59.5 mg/kg/日に相当します。添付文書によればレベチラセタムの小児用量上限は 60 mg/kg/日ですから、上限ぎりぎりでしたね。

　このケースではレベチラセタムを 2,500 mg/日に増量して数日後に 1 回発作があり、それが最後でした。2,500 mg/日未満では、発作頻度に変化がなく、全く手応えがありません。途中でくじけず、上限いっぱいまで増量して、ようやく発作が止まったのです。

中途半端で諦めない

担当医のY先生。よく諦めずに頑張ったものだと感心します。いまカルテを見直しても、適切な増量スピードでした。段階ごとに発作頻度を確認し、漸増しています。初診から2カ月あまりで発作消失。スピード感も十分です。術前検査も並行しており、ここまでの診療はパーフェクト、と持ち上げておきます。このケースであえて難を言うなら、発作抑制後に、あと一押し、カルバマゼピン断薬のプランがあればよかったですね。

これが私の目指す「シンプル処方」のコンセプトです。「シンプル処方の心得三箇条」を表21にまとめました。次の症例でこの「心得」の使い方を紹介いたします。

表21 シンプル処方の心得三箇条

第一条	薬剤数を減らす
第二条	用量は十分に
第三条	タイムリミットを考える

【文献】

1) 山磨康子．小児期てんかんの薬物療法．日医雑誌．2007; 136: 1086-92.
2) トピナ薬剤添付文書．2014年9月改訂第9版．

【症例】「シンプル処方の心得三箇条」を実践する

15歳の中学生男子が難治てんかんとして紹介されてきました。10歳で発症し、カルバマゼピンとクロバザムを使用されましたが、発作は消失せず。月単位の複雑部分発作を認めていました。紹介時の処方はカルバマゼピン300 mg/日、クロバザム10 mg/日。体重は61 kg。初診日にカルバマゼピンを400 mg/日に増量し、クロバザムは漸減中止としました。すると、速やかに

発作はみられなくなりました。約1年後に単純部分発作をきたしたので、カルバマゼピンを600 mg/日まで増量し、発作は再び抑制されました。大学進学後、19歳で減薬を開始、20歳で断薬しました。断薬直後に単純部分発作が再燃し、内服を再開しています。以後、内服継続して発作はなく、大学卒業までには運転免許を取得する計画です。

解説

「シンプル処方でいこう」を実践した潜因性後頭葉てんかんのケースです。さっそく「シンプル処方の心得三箇条」(表21)に従って治療を進めましょう。初診時の処方は2剤でした。いままでに使用した薬剤も2剤。最初の薬に効果がなく、次の薬も効かず、結局、発作は止まらない。薬は全部残っている。これは、是非、避けたい処方パターンだということを、「症例：症候性てんかんこそ、シンプル処方でいこう」(118ページ)でも解説しましたね。ここでも同じ状況に陥っています。薬の数は増やしたくありません。まず「シンプル処方の心得」第一条、

薬剤数を減らす

この場合、2つの薬剤のうちのどちらを中止するかは難しい判断です。部分発作の基本に立ち返って、ここではカルバマゼピンを残すことにし、クロバザムを中止しました。

続いて第二条、

用量は十分に

体重61 kgの元気な中学生の男子です。カルバマゼピン300 mg/日は少量ですね。もちろん、少量で発作が止まるならそれでいいんですよ。でも、止まっていないんですから、十分に増やしましょう。まず400 mg/日に増量しました。実はこの患者さん、県外の遠方から来院されています。中学3年生の12月で、これから受験も控えていました。そこで、次回の受診は3カ月後、中学卒業時としました。カルバマゼピンを400 mg/日に増量して、もし発作が止まらなければ500 mg/日まで増やす方針としております。そして3カ月後。2回目の受診です。「発作はどうですか？」、「この前、浜松に来て、あの日から一度も発作がありません」。5年間止まらなかった発作が、診察1

回で止まる。マジックのような経過ですが、「最先端の治療」を施したわけではありません。「シンプル処方の心得」を適用したまでです。実際には400 mg/日ではまだ足りず、その後、600 mg/日まで増量し、発作はなく過ごしておりました。

最後に第三条、

タイムリミットを考える

明瞭な器質性病変を欠く潜因性のケースです。しばらく発作がなければ断薬できるかもしれません。しかし、特発性ではないので、断薬は無理かもしれません。断薬できるのか、将来ずっと続けるのか。

社会に飛び立つ前に治療方針を決める

運転免許を取り、就職してからでは社会的制約により断薬は難しくなります。実質上、断薬不可能という状況になるわけです。だったら、社会に出る前に決着をつけましょう。「タイムリミットを考える」と、大学在学中までが限度です。在学中に断薬をトライする。それで万一、発作が再燃した場合でも、卒業までに運転免許を取る。そう考えると、ぎりぎりのスケジュールでした。20歳で断薬しましたが、すぐに発作が再燃し、内服を再開しました。ここで内服継続の必要性が明確になりました。今後、内服を続けていくとき、本人や家族のモチベーションが違うでしょう。ひょっとしたらこの薬は要らないんじゃないか、なんて思い悩みながら続けるのではなく、必要だから飲む、と納得した上で続けることができます。さあ、あと少しで運転免許を取ることができます。

いかがでしたか、「シンプル処方の心得三箇条」。簡単な3つの文言に過ぎませんが、この「心得」が患者さんの人生を決定づけたと私は信じています。

4 苦しまぎれの合理的併用

私の目指す「シンプル処方」では可能な限り単剤療法を追求します。併用療法じゃ、だめなんでしょうか？

いや、そんなことはないですよ。併用もやってます。図4に私の外

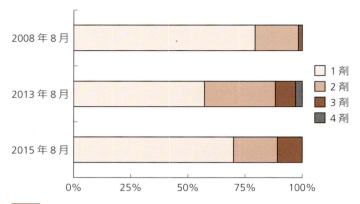

図4 処方薬剤数別の患者割合の推移
聖隷浜松病院　筆者の外来．
毎回，8月に調査しておりますが，あえて8月を選んだ理由は，特にありません．
たまたまです．
単剤のケースは2013年にいったん減少しましたが，2015年には増加傾向です．

来での取り組みを紹介します．2015年の集計では単剤70％，併用30％です．包括的てんかんセンター・三次診療施設の現状としては，処方薬剤数がぐっと少ない，と私自身は自慢しているのですが，いかがでしょうか．

　さて，最近，「合理的併用」という言葉をよく耳にしますね．2剤以上の薬剤を組み合わせでは，薬剤選択に工夫を凝らします．
　①薬理学的作用機序の異なる薬剤を併用
　②機序の異なる薬剤を併用し，シナジー効果を期待する
　抗てんかん薬の作用機序として，Naチャネル阻害，Caチャネル阻害，炭酸脱水酵素阻害，GABA系賦活，グルタミン酸系抑制，シナプス小胞蛋白2A，などが知られています．同じ機序の薬剤を重ねても効果が期待できないので，異なる機序の薬剤を組み合わせる方が合理的であるとされています．

さらに②のようにシナジー効果も期待できるかもしれません。論文は出ていますが、エビデンスは十分ではないようです。

　代表的な薬剤としてカルバマゼピンを例にあげましょう。この薬剤の主要な作用機序はNaチャネル阻害です。2剤目として何を選ぶか。フェニトインの主要な作用機序はNaチャネル阻害ですから、これを追加薬とすると作用機序が重なってしまい「非合理的」ということになります。一方、レベチラセタムの作用機序はシナプス小胞蛋白2Aですから、カルバマゼピンとは異なります。このような機序の異なる薬剤の組み合わせを「合理的」と評価する仕組みです。

　どうでしょう。説得力がありますね。論理志向がくすぐられたでしょ。もしかしたらシナジー効果があるかもしれないし、とか期待してしまいます。

　図4のように、私も30％の患者で併用療法を実施しており、その際には「これは合理的なんだ」と患者と自分に言い聞かせています。

　ただ、この仕組み。私の目指す「シンプル処方」では立ち位置が微妙です。「合理的併用」という錦の御旗を掲げられますと、「そう、それでいいんだ」と納得し、そこで思考が停止してしまいます。図3（118ページ）をご覧下さい。最終的にカルバマゼピンとレベチラセタムの併用が5年にわたり継続されています。この組み合わせは、まさに「合理的併用」です。「合理的なんだから、これでいいだろう」と考えてしまうと、「薬剤数を減らす」、「効かない薬は中止する」という「シンプル処方」の原則が活かされません。その結果、「無駄かもしれない薬を何十年も続ける」という結末になりかねないのです。

　「合理的併用」という思想を否定はしません。私もしょっちゅう、やってます。ただし扱いは慎重に。「合理的併用」を絶対真理として信奉するのではなく、「仕方なくやっている」、「苦しまぎれにやっている」、「これは言い訳」くらいにとらえた方がよいと思っています。

錦の御旗を前にして、「シンプル処方」の判断が鈍ることのないように。

5 やっかいな相互作用

　苦しまぎれに合理的併用を行うとき、相互作用にも注意が必要です。抗てんかん薬2剤の組み合わせで、それぞれの血中濃度がどのように変化するか。蛋白結合率はどうか。考慮すべき点がたくさんあります。血中濃度は組み合わせの相手によって、上がったり、下がったり。血中濃度が上昇する場合には副作用のリスクが増します。逆に低下する場合には効果減弱によって発作増悪をきたすかもしれません。

　20種の抗てんかん薬の中から2剤併用すると、組み合わせは多数にのぼり、それぞれの血中濃度変化を全部暗記しておくのは無理ですね。代表的なものは知っておく必要があります。

　最も頻用される抗てんかん薬はバルプロ酸です。バルプロ酸と他の薬の併用が一般的によくみられる組み合わせとなります。たとえばバルプロ酸とラモトリギンの組み合わせを想定しましょう。ラモトリギンの半減期はバルプロ酸を併用すると2倍以上に延長します。このときラモトリギンの血中濃度は上昇します。この2剤を併用した定常状態で、何かの事情でバルプロ酸を中止したとします。するとラモトリギンの半減期は本来の値に戻ります（すなわち短縮）ので、血中濃度は低下します。ラモトリギン用量を変更しなくても、相手のバルプロ酸を中止することにより、ラモトリギンの血中濃度が変化するのです。これはやっかいな現象です。なぜかと言うと、たとえば2剤併用で発作が止まっていた状態でバルプロ酸を中止して、それで発作が再燃したとします。さて、発作再燃の原因は何でしょうか。ラモトリギンに効果がないのかもしれません。あるいはラモトリギンは効いていたが血中濃度が低下したために再燃したのかもしれません。どちらか判断できません。これはた

とえ話ではなく、実例をもとに紹介しております。若年ミオクロニーてんかんの高校生女子の事例です。このケースではラモトリギンの用量不足と推定して、単剤のまま増量しました。しかし、その後も発作が繰り返し出現しました。バルプロ酸が効いていたが、これを断薬した後、ラモトリギン単剤では代役を果たせなかったと解釈しております。いまはレベチラセタムに変更しております。

　併用療法では相互作用が複雑で、こういった、やっかいな事例が出てきます。

　もうひとつ例をあげましょう。バルプロ酸とカルバマゼピンの併用です。バルプロ酸を併用しますと、蛋白非結合型カルバマゼピンが増加します。さらに、カルバマゼピンの代謝産物であるCBZ-E（carbamazepine-epoxide）も増加します。蛋白非結合型とCBZ-Eはともに薬理活性を持ちます。活性を有する成分が増加するので、副作用も出やすくなります。ややこしい話ですね。

　2剤併用でさえ組み合せごとに複雑な関係を示します。3剤以上では薬物動態の予測が困難です。生体内で何が起こっているのか、よくわからないのです。

　相互作用はやっかいです。こういった複雑な薬理動態を考えると、極力、併用は避けたくなります。相互作用の面から考えても、やっぱりお勧めは単剤療法。シンプル処方の心得で、可能な限り単剤化を目指しましょう。

是非、この薬でお願いします

　古い話です。バルプロ酸で発作が止まった患者さんです。経過が良いので自宅近くの医院宛に処方依頼の紹介状を書きました。これで通院が楽になることでしょう。ほどなく先方の院長から電話がかかりました。
　「バルプロ酸は置いてない、フェノバルビタールならある、それでいいか」
　うひゃーっ、強烈ですね。20年経っても電話口でのやりとりが記憶に鮮明です。
　ひとりひとりの病状に合わせて、慎重に薬を選んでいます。用量の設定にも工夫を凝らします。バルプロ酸でもフェノバルビタールでも、どっちでもいいなんて、そういう安易な選択ではありません。バルプロ酸じゃなきゃダメだから、バルプロ酸を出しているのです。プロの仕事をなめるなと言いたいところですが、ぐっと気持ちを抑えて、
　「是非、バルプロ酸でお願いします」
　私たち内科系医師にとって「どの薬を選ぶか」は重大な任務です。患者さんごとに薬を合わせていく仕事に誇りを持っています。
　外科医の叔父は「外科こそ王道」と誇っていました。薬物治療は外科手術に比べて格下との見解で、内科学への評価は低かったですね。その叔父も他界しました。天に向かって叔父に言いたい。
　「内科こそ医学の王道だ」
　個人ごとの病状に合わせて薬を決める。これが毎日の仕事です。

6 薬物治療のヒント

　現在、日本では 20 種ほどの抗てんかん薬を使用できます。最も古い薬剤は臭化カリウム。19 世紀に開発され、いまだに現役です。次にフェノバルビタールが登場しました。100 年ほどの歴史を持つ古い薬剤ですが、現在でも小児てんかん治療では欠かせません。近年、新しい薬剤の開発が進みましたが、てんかん治療では新薬が発売されても古い薬剤が放棄されずに生き残ってきました。つまり、新薬開発のたびに薬剤の選択肢が広がってきたのです。かつて薬剤選択の余地がなかった時代には、てんかん治療は単調であったに違いありません。臭化カリウムとフェノバルビタールで発作が止まらなければ、もうお手上げ。「てんかんは不治の病」となるわけです。ところが現代は薬剤が豊富です。どの患者にどの薬を使用するか。主治医は多くの選択肢の中から正解を導く必要に迫られます。良い薬が新発売されて医師の仕事が楽になった、という単純な状況ではありません。むしろ仕事の難易度は上がり、治療医ごとの処方能力に差がつきやすいようです。抗てんかん薬に関わる教科書的な知識だけでは足りません。道筋を立てて考えていく力が必要です。

1 初回発作で治療を開始するか

　第 2 章の「初回の発作はてんかんか」（62 ページ）「2 回目の発作はいつ出現するのか」（66 ページ）では、初回発作の時点でてんかんとの診断が可能かという問題を扱いました。

　初回発作で、てんかんと診断するか

　初回発作で、治療を開始するか

　この 2 点は別々の問題です。2014 年の定義改訂[1]により、「初回発作でも、将来、発作が再発すると予測できる場合にはてんかんと診断する」ことになったのでしたね。では、初回発作をてんかんと診断したら、その時点で薬物治療を開始するのか。ここではこの問題に触れていきます。

　初めに基本的な考え方を明確にしておきますと、

　初回発作は、原則として治療しない

　「小児てんかんの包括的治療ガイドライン[2]」（日本てんかん学会 2005 年）では「2 回目の発作がきた時点で治療を開始することが推奨される」とされています。

　初回の発作でてんかんと診断することは可能ですが、その時点で薬物治療を開始することは勧められていないのです。なぜでしょうか。その背景を解説いたします。

　初回の発作の後、2 回目の発作を生じるかどうか。「2 回目の発作はいつ出現するのか」（66 ページ）で述べましたように、ある程度の推測が可能です。しかし、危険因子を列挙してみたところで、所詮は推測に過ぎません。表 11（68 ページ）のように危険因子が最も多いケースでは再発の確率を「80％」と推測することができますが、それでも 20％は再発しないという見方もできるわけです。「80％」と推測されたケースで、その時点で抗てんかん薬を開始したとします。確かに 80％の患者さんでは発作の予防に役立ちますが、では残りの 20％はどうか。飲

まなくてもよい無駄な薬剤を使用したことになります。では、薬を開始しなかったらどうなるか。80％の患者さんでは発作が再発します。治療開始が遅れたことになります。問題は長期の予後です。治療開始の遅れが、将来、その患者さんに不利に働くかどうか。多くの研究からこのように考えられています[2-6]。

治療開始が初回発作後でも、2回目の発作後でも、長期予後は変わらない

初めの2年以内については差がありますが、長期的にみると治療開始が早くても遅くても変わらないことが知られています[5]。つまり、こういうことです。

2回目の発作の後で治療を開始しても、手遅れにはならない

抗てんかん薬はてんかん発作を止めるために使用します。薬剤の直接的な作用により、てんかん原性が治っていくとは考えられていません（17ページ「薬を飲むと治るんですか？」）。早く内服を始めると早く治る、というわけではないのです。抗てんかん薬は、てんかん発症の予防には適用されません[6]。こうした事情により、2回目以降で治療を開始するのです。

では、初回発作で治療を開始してはいけないか、というと、実はそうでもありません。推奨されていませんが、禁じられているわけでもなく、ケースバイケースで開始する場合もあります。初回発作で治療を開始するとしたら、表22のような条件が想定されます[5]。表22の3項目に従って「治療が考慮される（may be considered）」と記載されていま

表22 初回発作でも治療開始を考慮する場合

脳画像異常 and/or 脳波異常を有しており、再発リスクが高い
治療による利益がリスクを上回る
初回発作が重積

(Beghi E. Epilepsia. 2008; 49: 58-61[5] より)

す.「考慮」であって,「治療しなさい」というわけではありませんよ.

　MRIで脳の構造異常が認められれば再発リスクは相当に高いと考えられます.また,薬物治療には副作用のリスクもあり,それを上回る利益があると判断すれば治療が検討されます.その際は,発作再発における「社会的」,「感情的」,「個人的な意味合い」を考慮して判断します.「発作が再発すると仕事を失う」,「怖くて外出できない」,「心配で夜眠れない」,「受験を控えており,発作が出ると困る」などの事情を勘案するのです.さらに初回発作の持続時間が長い場合には,2回目の発作も遷延性のことが多い[6]ので,初回発作での治療には価値があります[5].

　このような個別の事情を考慮して,実際に治療を開始するかどうか,本人や家族と相談していきます.

【文献】

1) Fisher RS, Acevedo C, Arzimanoglou A, et al. ILAE official report: a practical clinical definition of epilepsy. Epilepsia. 2014; 55: 475-82.
2) 日本てんかん学会ガイドライン作成委員会.小児てんかんの包括的治療ガイドライン.てんかん研究.2005; 23: 244-8.
3) Camfield P, Camfield C. Special considerations for a first seizure in childhood and adolescence. Epilepsia. 2008; 49: 40-4.
4) Berg AT. Risk of recurrence after a first unprovoked seizure. Epilepsia. 2008; 49: 13-8.
5) Beghi E. Management of a first seizure. General conclusions and recommendations. Epilepsia. 2008; 49: 58-61.
6) Hirtz D, Berg A, Bettis D, et al. Practice parameter: treatment of the child with a first unprovoked seizure: Report of the Quality Standards Subcommittee of the American Academy of Neurology and the Practice Committee of the Child Neurology Society. Neurology. 2003; 60: 166-75.

症例　初回発作で治療を開始した理由

　12歳で初回の発作をきたした男子です.覚醒時に左上肢から始まる二次性全般化発作でした.脳波では右後頭部に棘波,頭部MRIでは両側後頭葉にT2延長領域,視野検査で右下1/4同名半盲を認めました.既往歴として新生児期に低血糖でA病院NICUに入院歴があります.A病院に問い合わせて,当時

の頭部CTで両側後頭葉に低吸収域を認めたとの読影記録を確認しました。発作は1回のみですが、この時点で症候性局在関連性てんかんと診断しました。将来の発作再発のリスクを考慮し、抗てんかん薬を開始しました。カルバマゼピンで眠気を訴えたので、クロバザムに置換しております。以後、薬物治療を継続し、発作はなかったのですが、19歳のとき自己断薬して再燃しました。その後、22歳の現在まで内服を継続しており、発作はありません。

解説

初回の発作を主訴に来院された患者さんです。てんかんと診断できるでしょうか。「初回発作でも、将来、発作が再発すると予測できる場合にはてんかんと診断する」のでしたね。発作再発の予測は表10（67ページ）の危険因子で判断していきます。まず発作型。覚醒時の発作で、本人は「左手が勝手に上がっていく」ことを自覚したと訴えています。最終的には二次性全般化をきたしました。部分発作と判定します。次は脳波。てんかん性棘波を確認しました。続いて脳画像。頭部MRIで後頭葉に異常所見を認めました。新生児期に低血糖の既往がありましたね。新生児期の重度の低血糖症は後頭葉を中心とした脳障害をきたすことがあります。これは小児科医ならよく知っている病態ですね。眼科に視野検査を依頼したところ、視野欠損が確認されました。神経学的異常ありです。なお、一般的な神経学的診察では異常を認めていません。最後の項目はremote symptomatic etiology。これは難しい用語です。「過去に負った重大な脳損傷（たとえば重度の頭部外傷）の既往あるいは脳性麻痺や知的障害などの併存といった病態を有しているが、これらが即刻、発作を生じるというわけではない」という意味でしたね（67ページ）。このケースでは新生児低血糖がこれに相当します。当時の頭部CTで後頭葉に異常が確認されていました。ここまでの検証結果を一覧表にまとめますと、

発作再発の危険因子	本症例	詳細
部分発作	Yes	二次性全般化発作
てんかん性脳波異常	Yes	棘波
脳画像・神経学的異常	Yes	MRI後頭葉病変・視野欠損
Remote symptomatic etiology	Yes	新生児低血糖による後頭葉障害

Yes、Yes、Yes、Yes、全項目そろいました。表 11（68 ページ）に従って再発確率を推計してみましょう。「部分発作、てんかん性脳波異常、神経学的障害」すべて陽性の場合、初回発作後の発作再発率は 80%です。てんかんの実用的臨床的定義（ILAE、2014 年）では「1 回の非誘発性（もしくは反射性）発作を生じ、その後 10 年間にわたる発作再発率が 2 回の非誘発性発作後の一般的な再発リスク（60%以上）と同等とみなされる状態」とされています（64 ページ）。本症例では再発確率が 80%と推計されますので、初回発作でもてんかんと診断することが可能です。症候性局在関連性てんかんの診断が確定しました。

　さて、次の作業として、治療の是非を考えていきましょう。初回発作で薬物療法を開始するかどうか。表 22 の 3 項目を検討していきましょう。まず検査所見。本例では MRI と脳波に異常を認めており、再発の可能性は高いと判定しました。続いて治療の利益とリスクの比較。単純に数値で比較できる問題ではないので、主治医、本人、家族の理解で判断していくしかありません。その際は発作再発における「社会的」、「感情的」、「個人的な意味合い」を考慮して判断するのでしたね。このケースでは覚醒時に塾で発作をきたしました。夜間睡眠中の発作とは異なり、発作を避けたい場面だったはずです。日中の発作は外傷などの事故を心配しなければなりません。また、周囲に多くの人がいる環境での発作では、心理的、社会的圧迫も憂慮します。海外ホームステイを計画するような活動的な生活でした。今後も活発に生活していく上で、発作再発のリスクを考慮していかなければなりません。

　家族には、初回発作では治療を開始しないことが多いが、この子の場合には発作再発のリスクが高い（80%）と説明しました。相談の結果、抗てんかん薬を開始しております。

　その後、発作はなく、経過は良好。脳波異常も消失しました。今後、成人期以降も内服継続が望ましいが、初回発作で治療を開始したので薬剤が絶対的に必須とも言えないと説明し、本人の希望があればいったん断薬を試みることは可能であるとお話ししておりました。そして 19 歳で自己断薬中に発作が再燃してしまいました。図らずも抗てんかん薬の必要性が明らかになったわけです。現在、本人は将来の内服継続について、よく納得されています。

2 新規抗てんかん薬を使いこなす

　現在、日本では 20 種類ほどの抗てんかん薬が使用されています。近年、新しい薬剤の開発が進み、最近 10 年間に 6 種類の薬剤が承認されました。これらは新規抗てんかん薬（表 23）と呼ばれています。発売当初は成人のみを対象とした薬剤が多かったのですが、現在ではすべての新規抗てんかん薬で小児適応が追加されており、治療の選択肢が広がりました。

　私は積極的に新規抗てんかん薬を使用しており、外来患者の 47％が少なくとも 1 剤の新規抗てんかん薬を内服しています。もはや新規抗てんかん薬なくしては、治療できません。

表 23　新規抗てんかん薬の適応

一般名	発売年（日本）	適応症	併用療法	単剤療法
ガバペンチン	2006 年	部分発作	3 歳以上	―
トピラマート	2007 年	部分発作	2 歳以上	―
ラモトリギン	2008 年	部分発作	2 歳以上	15 歳以上
		強直間代発作	2 歳以上	15 歳以上
		LGS 全般発作	2 歳以上	―
		定型欠神発作	―	2 歳以上*
レベチラセタム	2010 年	部分発作	4 歳以上	4 歳以上
		強直間代発作	4 歳以上	
スチリペントール	2012 年	Dravet 症候群	1 歳以上	
ルフィナミド	2013 年	LGS 強直・脱力発作	4 歳以上	―

LGS: Lennox-Gastaut syndrome
＊原則として 15 歳未満

【ガバペンチン（GBP）】
部分発作（二次性全般化発作を含む）に適応を有します。添付文書によれば 10 mg/kg/日で開始し（表 24）、2 日目に増量し、3 日目に維持用

量に達します。漸増期間が短く、早期に効果を確認することができます。ただし、このような急速な増量では眠気が強いことがあるので、もっと緩徐に増量していくことが多いですね。GBP のメリットは体内で代謝を受けず尿へ排泄され、他の薬剤との相互作用が少ない点です。未変化体としてすべてが腎から排泄されるので、腎障害患者では注意してください。副作用として眠気やふらつきを認めることがあるのですが、一般的に軽微であり、忍容性は高い薬剤です。他の抗てんかん薬に比し効果が低いとの報告[1]がありますが、私はほかの抗てんかん薬が無効であった難治例で GBP が著効した小児を経験しています。比較的短期間で効果判定が可能ですから難治例には試みたいですね。

表24 新規抗てんかん薬の小児初期用量と主な副作用

一般名	初期用量（mg/kg/日）*	副作用
ガバペンチン	10	眠気、ふらつき
トピラマート	1	眠気、乏汗症、尿路結石、体重増加不良
ラモトリギン	0.15（VPA 併用時） 0.6（Inducer 併用時）	薬疹
レベチラセタム	20**	眠気、興奮

＊添付文書より引用
＊＊添付文書の用量は高いので、実際にはより低用量で開始する（本文参照）
VPA: バルプロ酸、Inducer: フェノバルビタール、プリミドン、フェニトイン、カルバマゼピン

【トピラマート（TPM）】
適応は部分発作（二次性全般化発作を含む）ですが、海外では広いスペクトラムに使用されています。適応外使用ではありますが、私は小児の全般てんかんについても著効例を経験しました[2]。副作用として眠気をきたすことがありますが、緩徐な増量で回避できる場合が多いですね。このほか注意すべき副作用としては抑うつなどの精神症状、尿路結石、

乏汗症があげられます。乏汗症は小児に多く、発汗が障害され、うつ熱をきたします。私も熱中症で救急搬送された学童を経験しました。このほか小児では体重増加不良にも注意してください。当院小児40例の調査でTPM開始前に比し開始後6カ月および12カ月でBMIが低下することを報告しております[3]。これはTPM開始後に身長の伸びに見合った体重増加が得られなかったことを示しております。長期の服薬ではTPMによる体重増加不良に注意する必要があります。

【ラモトリギン（LTG）】
部分発作（二次性全般化発作を含む）、強直間代発作、Lennox-Gastaut症候群における全般発作、小児の定型欠神発作が適応症です。全般てんかんと部分てんかんの双方に適応があり、スペクトラムが広いことが特徴です。剤形は錠剤のみですが、口腔内ですぐに溶けるので、幼児でも内服可能です。眠気が少なく、気分や行動にも改善効果が認められ、QOL向上が期待できます。副作用として薬疹に注意しましょう。重篤な薬疹（中毒性表皮壊死症、Stevens-Johnson症候群、薬剤性過敏症症候群）も報告されています[4]。LTG薬疹のリスク因子として「ほかの抗てんかん薬での薬疹の既往」、「小児」、「バルプロ酸併用」があげられています。初期用量および漸増用量が多いと薬疹の発現が増えるとされているので、漸増は少量ずつ緩徐に実施すべきです。LTGの用量は併用薬の種類によって大きく異なるので、用量設定には厳重な管理を心がけてください。

【レベチラセタム（LEV）】
部分発作（二次性全般化発作を含む）と強直間代発作に適応があり、LTG同様にスペクトラムが広いことが特徴です。ほかの抗てんかん薬とは作用機序が全く異なっています。また他剤との相互作用も目立ちません。したがって、併用療法において有利です。副作用として眠気を認

めることがありますが、一過性にとどまることが多いようです。小児初期用量は 20 mg/kg/日とされていますが、眠気を回避するため、私は 5 mg/kg/日を目安にしています。まれに興奮、攻撃性を示すことがあります。概して副作用が少なく、忍容性が高い薬剤です[5]。ただし、逆説的に発作が増加する場合があり、減量または中止を要することがあります。また、妊娠女性において胎児への安全性が高いとされ、LTG とともに推奨されています。私は女児における治療であっても長期間にわたって内服を継続すると予想される場合には、将来の妊娠を予想して安全性の高い薬剤を選択するように心がけています。妊娠女性への対応は「妊娠女性への抗てんかん薬治療」（158 ページ）で詳しく触れていきます。

【スチリペントール（STP）】
Dravet 症候群に対して承認されたオーファンドラッグです。添付文書による用法ではバルプロ酸とクロバザムに追加し、3 剤併用とします。剤形はドライシロップ（250 mg、500 mg）とカプセル（250 mg）です。安定性の問題から分包できないので、250 mg 未満を服用する場合には「250 mg を約 10 mL の水に用時懸濁し、必要量を服用」、「調製後の保存は避け、水に懸濁した後は速やかに服用」と指示されています。空腹時に服用すると胃酸への曝露で失活するので、食事中または食後に服用するように指導します。また特有の臭いのため小児が服用を嫌がることがあります。このように適応や服用指導には種々の注意点がある薬剤ですが、難治な Dravet 症候群に対する貴重な薬剤ですから、個別の症例で服用方法を工夫しながら試していきましょう。

【ルフィナミド（RFN）】
Lennox-Gastaut 症候群に対して承認されたオーファンドラッグであり、強直発作と脱力発作に効果を有しています。添付文書による用法で

は初期用量から2日ごとに増量すると記載されていますが、実際にはこのような急速な導入は避け、緩徐な漸増が望ましいですね。副作用として消化器症状のほか、薬疹に注意してください。

【文献】

1) Marson AG, Al-Kharusi AM, Alwaidh M, et al. The SANAD study of effectiveness of carbamazepine, gabapentin, lamotrigine, oxcarbazepine, or topiramate for treatment of partial epilepsy: an unblinded randomised controlled trial. Lancet. 2007; 369: 1000-15.
2) 榎日出夫, 横田卓也, 白井憲司. 小児の症候性全般てんかんに対するトピラマート治療. 小児科臨床. 2013; 66: 2291-5.
3) 榎日出夫, 横田卓也, 岡西 徹, 他. トピラマートが小児の body mass index に及ぼす経時的変化. てんかん研究. 2014; 32: 25-30.
4) 厚生労働省ホームページ. 安全性速報抗てんかん薬, 双極性障害治療薬「ラミクタール錠」投与患者における重篤な皮膚障害に関する注意喚起について. http://www.mhlw.go.jp/stf/houdou/0000073061.html
5) Kayani S, Sirsi D. The safety and tolerability of newer antiepileptic drugs in children and adolescents. J Cent Nerv Syst Dis. 2012; 4: 51-63.

3 新規抗てんかん薬の単剤治療

　もともと新規抗てんかん薬は併用療法として認可されました。先行薬に追加併用します。追加併用で発作が改善した場合、先行薬の中止を試みるという判断は合理的ですね。そもそも先行薬の効果が不十分だから次の薬を追加したのです。ですから先行薬を継続する価値は乏しいと考えます。「症例：症候性てんかんこそ、シンプル処方でいこう」（118ページ）がまさにその例です。このケースではカルバマゼピンにレベチラセタムを追加併用しました。2剤併用で発作は抑制中ですが、先行薬のカルバマゼピンは無効の可能性が高く、これを継続することは疑問です。

　先行薬に新規抗てんかん薬を追加し、その後、先行薬を中止するという手順で、結果的に新規抗てんかん薬が単剤使用となるケースを「結果単剤」と呼びます。ところが保険適応上、新規抗てんかん薬の単剤療法

は認められていませんでした。

　てんかん治療の原則は単剤療法です。併用療法には問題点が多く、単剤療法に利点があることは従来から強調され、コンセンサスを得ていたはずです。ところが新規抗てんかん薬の導入に伴い混乱が生じました。すべての新規抗てんかん薬は併用療法として認可され、単剤での使用は認められなかったからです。「結果単剤」が保険適応外となるため併用での継続を余儀なくされたケースも多かったのです。元来、私は単剤療法を推進してきたのですが、新規抗てんかん薬導入に伴って処方内容に変化が生じました。単剤療法患者の割合は2008年に79％でしたが、2013年には57％まで減少しました（図4）。単剤療法のメリットを享受できない患者が増加する結果となり、不合理です。現在、筆者の外来では、旧薬のみ使用中の患者では単剤化率が96％に達しています（図5）。旧薬に限れば、ほとんどの患者で単剤療法を実施しているのです。新規抗てんかん薬でも単剤療法が認可されれば単剤症例を増やすことができるはずです。

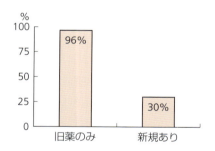

図5　旧薬と新規抗てんかん薬における単剤化率

聖隷浜松病院　筆者の外来。
旧薬のみ：新規抗てんかん薬を処方していない場合。
旧薬のみの場合には単剤療法中の患者割合が96％に達しています。
新規あり：新規抗てんかん薬（ガバペンチン、トピラマート、ラモトリギン、レベチラセタム、スチリペントール、ルフィナミド）のうち少なくとも1剤を処方中の場合。

2014年にラモトリギン、2015年にレベチラセタムの単剤療法が承認されました。年齢や適応症に一定の制約はあるものの、単剤での使用が可能となったのです（表23）。そこで私はラモトリギンとレベチラセタムの単剤化を積極的に進めています。「結果単剤」では「初めは併用、後に単剤」ですが、この2剤については「初めから単剤」も可能です。この2剤で「シンプル処方でいこう」を実行した結果、単剤療法患者の割合は2015年に70％まで回復しました（図4）。

　6つの新規抗てんかん薬のうち、4つはいまだに単剤適応がありません。「結果単剤」の承認について、日本てんかん学会は厚生労働大臣に要望書を提出しています[1]。患者の医学的利益を優先し、医療費節約という観点からも柔軟な運用を期待したいと思います。

【文献】

1) 日本てんかん学会ホームページ．新規抗てんかん薬の併用使用後の単剤化における適応承認について．http://square.umin.ac.jp/jes/images/jes-image/naedmono.pdf

薬の副作用が気になります

　てんかんの市民公開講座で、あらかじめ質問を募集し、講演会の当日にパネラーがコメントするという企画を立てました。一番多かった質問は「治るのでしょうか」（コラム：過去・現在・未来の質問を受けて、21 ページ）。そのほかの質問で特に目立ったのが「薬の副作用」について。「副作用が怖い」という不安を抱えている患者さんが多いことがわかります。外来では、こういった患者心理を考慮しておくとよいですね。

　紹介されてきた初診の患者さんの話です。「副作用がないかどうか、血液検査で調べましょう」と検査を勧めたところ、「副作用はないと聞いている、どういうことか」と怒り出したお父さんがいます。いまどき「副作用はない」と説明してしまう医師がホントにいるのかどうか。でも、お父さんは確かにそう言われました。

　実際には大半の患者さんで特に困るほどの副作用はありませんから、あまり悲観的に考える必要はないわけです。ですから不安を抱えている患者さんに、ついつい「大丈夫ですよ」と言ってしまう誘惑に駆られます。でも「副作用はない」と患者に思い込ませるような説明の仕方は避けなければなりません。私は気休めに「大丈夫です」とは言いませんが、そうかといって極端に恐れてもいません。このあたり、医師から患者にどういったニュアンスで説明するか、いつも頭を悩ませます。

　当院では入院時の問診票に、こんな項目があります。

> どの程度医師から説明を受けたいと思いますか？
> ①詳しく知りたい　②簡単に知りたい　③医師の判断にまかせる

　「詳しく知りたい」と答える方が 100％です。じゃあ、「詳しく知りたい」患者さんに対して副作用の全項目を説明するのか？

　極端な例をあげましょう。てんかんと診断された小学生。ある病院の医師から薬剤添付文書を渡され、「よく読んで、飲む気になったら、また来なさい」

と言われたとのこと。インフォームドコンセントでは「十分な説明」を行わなければなりません。添付文書を渡して、すべての情報を提供したわけですから「十分な説明」ってことになるのか？ しかし、専門用語が並んだ難しい書類では一方的な情報提供に過ぎません。副作用の記載が多くて両親は怖くなり、当院へ駆け込んで来られました。

　副作用はないと思い込ませる医師もいれば、添付文書を渡して終わりという医師もいる。医師からの説明にはメリハリをつける必要があると実感した場面でした。

4 薬疹は予測できるか

　患者さんに薬の副作用を説明するとき、どのようなスタンスで、どこまで話すか。医師の裁量ですから個々のドクターで異なります。「コラム：薬の副作用が気になります」では薬剤添付文書を渡して説明終わりという例をあげています。両親は添付文書を読んで怖くなり、私のところへ駆け込んで来られました。なにしろ数十項目にわたり副作用が列挙されています。比較的出やすい副作用、滅多にない副作用。添付文書では羅列されており、まれな副作用まで心配になってしまいます。説明にはメリハリが必要と考えています。「メリハリをつける」とすれば、薬疹は重要ポイントです。薬剤開始前に重点的に説明を行うべき項目です。

　厚生労働省の報告書[1]に薬疹の統計がまとめられています。薬効分類別では解熱鎮痛消炎薬や抗生剤のような一般的によく使われている薬よりも、抗てんかん薬の方が報告数が多いのですよ（表25）。この報告書では「重篤な皮膚障害」として Stevens–Johnson 症候群（SJS）と中毒性表皮壊死症（TEN）を集計しています。私はてんかん診療に携わって30年、幸いなことに SJS・TEN を経験したことがありません。一方、「重篤」ではない皮膚障害は、それほど珍しくなく発生します。発疹以外の全身合併症が目立たないタイプです。抗てんかん薬による薬疹の大半は、こちらの軽い病型です。

表25　薬効分類別の重篤な皮膚障害報告数

1位	抗てんかん薬
2位	解熱鎮痛消炎薬
3位	抗生物質製剤

〔厚生労働省ホームページ．医薬品による重篤な皮膚障害について．医薬品・医療機器等安全性情報 No.290（2012年4月）[1] より〕

重篤な薬疹ではもちろん、軽症の薬疹であっても、その薬剤は中止です。薬を中止するということは、てんかんの治療を中断するということ。軽症の薬疹は後遺症をきたしませんから、極端に恐れることはありませんが、てんかん治療が中断してしまい、貴重な時間を無駄に費やすことになります。薬疹は、できれば発生しないに越したことはありません。何とか避ける方法はないのでしょうか。

　そこで、ここでのテーマは「薬疹は予測できるか」。薬疹が発生するかどうか、事前に予測することはできるのでしょうか。薬疹を生じる可能性が、あらかじめわかるなら、最初からその薬を使わなければよい。

　文献的に考察します。まず、15種の抗てんかん薬について薬疹を調査した論文[2]を見てみましょう。薬疹の予測因子を検討しています。検討項目は、性別、年齢、てんかん症候群、アレルギー歴など、82項目に及んでいます。全調査対象の2.8％で薬疹が出現していました。結果として、薬疹発症と有意に関連する項目は「ほかの抗てんかん薬による薬疹発症の既往」のみでした。「ほかの抗てんかん薬による薬疹発症の既往」があると、次の抗てんかん薬で薬疹を発症する確率が5倍に高まると報告されています。

　「交叉反応」という現象も重要です[3]。カルバマゼピン、フェニトイン、フェノバルビタール、プリミドンの4剤については、薬剤の化学構造に共通部分があり、ひとつの薬剤で薬疹の既往があると、ほかの3剤でも薬疹をきたしやすいことが知られています。たとえばカルバマゼピンで薬疹を生じた患者さんに、次の薬としてフェニトインを選ぶと薬疹のリスクが高いというわけです。

　このように、過去に「ほかの抗てんかん薬による薬疹発症の既往」がある場合には、次にどの薬を選ぶか、配慮が必要です。しかし、過去に「ほかの抗てんかん薬による薬疹発症の既往」があっても、次の薬で薬疹が出ないこともありますし、この条件だけで完全に予測することはできません。そもそも、「過去の薬疹既往」は、2つ目以降の薬を始める

際の検討項目です。文献[2]では 82 項目もの多くの因子が検討されていますが、ほかの因子には有意差を認めておりません。結局、初めて抗てんかん薬を使用する場合に薬疹を予測できる因子はなかったわけです。

カルバマゼピンによる薬疹については、HLA との関連が報告されています。薬剤添付文書（2015 年 3 月改訂第 17 版）にはこのように記載されています。

> 日本人を対象としたレトロスペクティブなゲノムワイド関連解析において、本剤による皮膚粘膜眼症候群、中毒性表皮壊死融解症および過敏症症候群等の重症薬疹発症例のうち、*HLA-A*3101* 保有者は 58%（45/77）であり、重症薬疹を発症しなかった集団の *HLA-A*3101* 保有者は 13%（54/420）であったとの報告がある。（中略）漢民族（Han-Chinese）を祖先に持つ患者を対象とした研究では、本剤による皮膚粘膜眼症候群および中毒性表皮壊死融解症発症例のうち、ほぼ全例が *HLA-B*1502* 保有者であったとの報告がある。

特定の HLA と薬疹の発症が関連するという報告です。
英国 MHRA（Medicines and Healthcare products Regulatory Agency）[4]はこのように助言しています[5]。

> 漢民族、香港人（Hong Kong Chinese）、タイ人の患者でのカルバマゼピンによる SJS と *HLA-B*1502* との関連について情報提供し、これらの患者にカルバマゼピンでの治療を開始する前に *HLA-B*1502* のスクリーニング検査を行う。

これらのアジア系民族については、カルバマゼピンを開始する前に、あらかじめ HLA 検査を行い、これに該当する場合にはカルバマゼピン

を使用してはならないとの助言です。

　カルバマゼピンを開始する前のHLAスクリーニング検査は、まだ一般的ではありません。しかし、日本でも一部の施設で研究的に開始されています。将来はカルバマゼピンを開始する前に薬疹を発症するかどうかがわかる時代がくると期待しています。

　しかし、現時点では薬疹の発症を完璧には予測することができません。過去に薬疹既往がなくもて新たに薬疹を生じることもありますから、すべての患者さんで注意しながら経過をみていく必要があります。

【文献】
1) 厚生労働省ホームページ．医薬品による重篤な皮膚障害について．医薬品・医療機器等安全性情報 No.290（2012年4月）．http://www1.mhlw.go.jp/kinkyu/iyaku_j/iyaku_j/anzenseijyouhou/290-2.pdf
2) Arif H, Buchsbaum R, Weintraub D, et al. Comparison and predictors of rash associated with 15 antiepileptic drugs. Neurology. 2007; 68: 1701-9.
3) Schlienger RG, Shear NH. Antiepileptic drug hypersensitivity syndrome. Epilepsia. 1998; 39 (Suppl 7): S3-7.
4) 英国政府MHRAホームページ．https://www.gov.uk/drug-safety-update/carbamazepine-oxcarbazepine-and-eslicarbazepine-potential-risk-of-serious-skin-reactions
5) 国立医薬品食品衛生研究所安全情報部．医薬品安全性情報 Vol.11 No.02（2013/01/17）．http://www.nihs.go.jp/dig/sireport/weekly11/02130117.pdf

5 抗てんかん薬による体重変化

　抗てんかん薬の一部は体重に影響を及ぼします。増える場合もあるし、減る場合もあります。抗てんかん薬と体重変化に関するレビュー[1]では、このように記載されています（日本未発売薬を除く）。

体重増加	バルプロ酸、ガバペンチン、（カルバマゼピン）
体重減少	トピラマート、ゾニサミド

　体重増加で有名なのは、何といってもバルプロ酸ですね。使用頻度が

高い薬で、さほど珍しくなく起きる現象なので、てんかんを治療している医師なら誰でも体重増加の患者さんを担当した経験があるはずです。成長期の子どもは、毎年、生理的に体重が増えていきます。身長の伸びを超えて体重が増えすぎていないか、常に観察していきます。特に注意すべきは中学生の女子。年齢的に身長の伸びが鈍化する時期に当たり、体重だけが一方的に増えていくことがあります。薬の副作用で体重が増えると知ると、服薬を拒む子どもが出てきます。自分で勝手に用量を減らして飲んでみたり、止めたり。こういった事態にならないためにも体重の管理は大切です。私は成長曲線を経時的に記録しています。肥り始めたらてんかんの話の何倍も時間をかけて食事や運動の指導をすることもありますね。肥満の小学生に毎回の外来で食事や運動の話を繰り返していたら、本人が受診を嫌がるようになってしまいました。肥満を指摘されることが耐えられなかったようです。本人がどうしても受診を拒むので、希望により他施設に転院しました。うるさく言い過ぎて、すっかり嫌われてしまったわけです。どうしても食事や運動でコントロールできない場合はバルプロ酸を減量したり、ほかの薬に置き換えたり。治療方針の見直しが必要です。

　全般発作の第一選択薬としてバルプロ酸が推奨されています。私は患者さんの「体格」も考慮しています。もともと肥っている子どもの場合、バルプロ酸を新規に開始するかどうか、かなり悩みますね。ガイドラインにはもとの体型を考慮しろとは書いていないので、全般発作にはバルプロ酸で決まりです。でも、その子どもが既に肥満なら、さらに肥るリスク因子を追加することになります。これはできれば避けたいので、いろいろ悩むわけです。本人や家族と相談しながら、おそるおそるバルプロ酸を開始したり、あるいは別の薬を開始したり。どちらにしても工夫が必要です。

　続いて、体重減少について。これはトピラマートが有名です。BMIが30を超える成人の肥満患者においてトピラマートによる体重減少が

みられたと報告されています[2]。「副作用」という用語は「悪い」、「あるべきではない」というニュアンスです。しかし、BMI 30 超の肥満患者にとって体重減少はむしろ望ましいという見方にも一理あります。だからといって肥満改善を期待してトピラマートを開始するのは本末転倒だと思います。肥満患者に対してトピラマートで体重を減らすように勧めるつもりはありません。日常生活の改善を目指して努力することが本筋です。ただ、肥満患者が治療の過程でトピラマートを選択したとしても、この件で困ることはないだろうとは思います。

なぜ、トピラマートで体重が減るのか。そのメカニズムにはさまざまな要因が関与するようです[3]。トピラマートの食欲低下作用が指摘されていますが、これだけでは体重減少を説明することができません。食欲低下がない症例でも体重が減ることがあるからです。用量にも依存しないとされています。用量過多で体重が減少するというわけでもないのです。ホルモンの変化についても調査されていますが、まだ結論を出すレベルの研究はないようです。

小児と成人では体重減少の発現頻度が異なります。トピラマートによる体重減少の頻度について、成人では 15 例／510 例（2.9%）、小児では 2 例／216 例（0.9%）と報告されています[4]。子どもでは比較的、発生が少ない副作用です。頻度が低いとはいえ、一定数の子どもが体重減少を示すことは確かです。

当院でのデータを紹介します。小児 40 例の調査でトピラマート開始前に比し開始後 6 カ月および 12 カ月で BMI が低下することを示しました[5]。これはトピラマート開始後に身長の伸びに見合った体重増加が得られなかったことを示しております。

子どもは成長します。年々、体重が増えていく。自然な経過です。成長期の子どもの体重減少は大きな問題です。成長に逆らって体重が減少するとなると、このまま薬を継続してよいのかどうか、よく考え直す必要に迫られます。

体重増加、体重減少。どちらも、てんかんの治療方針に影響を及ぼします。体重は、重要な観察項目です。

【文献】
1) Ben-Menachem E. Weight issues for people with epilepsy – a review. Epilepsia. 2007; 48: 42-5.
2) Ben-Menachem E, Axelsen M, Johanson EH, et al. Predictors of weight loss in adults with topiramate-treated epilepsy. Obes Res. 2003; 11: 556-62.
3) Verrotti A, Scaparrotta A, Agostinelli S, et al. Topiramate-induced weight loss: a review. Epilepsy Res. 2011; 95: 189-99.
4) 山本吉章, 家田直幸, 三島信行, 他. 小児てんかん患者に対するトピラマートの治療継続率と安全性の検討；成人を対照とした後ろ向きコホート研究. 医療薬学. 2011; 37: 411-8.
5) 榎日出夫, 横田卓也, 岡西 徹, 他. トピラマートが小児の body mass index に及ぼす経時的変化. てんかん研究. 2014; 32: 25-30.

6 妊娠女性への抗てんかん薬治療

> 妊娠第1期に抗てんかん薬を服用していた場合、生まれてくる児の平均奇形頻度は一般人口に比し 2〜3 倍高い

衝撃的な記載です。「てんかん治療ガイドライン[1]」（日本神経学会 2010 年）から引用しました。妊娠を考えている女性の患者さんには強烈すぎる内容ですね。「もう薬は止める」、そんな気持ちになるかもしれません。実際に、胎児への影響を心配しすぎて薬を飲まない、減らし気味にするという患者さんがいるそうです。しかし、冷静に考えてみて、妊娠中に発作が出ると胎児に良いはずはありません。飲むのも心配だし、飲まないのも心配だし。いろいろ、思い悩むことは多いでしょう。悩み多き患者さんをサポートしましょう。医師の努めです。

平均奇形頻度を一般人口と比較すると、2〜5％に対して 4〜10％に

§6 薬物治療のヒント

上昇すると記載されています。両者の差分は抗てんかん薬による副作用の可能性があります。妊娠に際し、どのように薬剤を管理すればよいのか。「てんかん治療ガイドライン」には、このように記載されています。

> 妊娠が予想される場合の抗てんかん薬の選択については、可能であれば単剤にする。バルプロ酸を避けることが望ましい。薬剤の組み合わせに注意する。

このガイドラインのポイントは3点です。
①単剤療法
②バルプロ酸を避ける
③薬剤の組み合わせに注意

まず②から。バルプロ酸は使用頻度の高い薬剤です。私の外来では処方順位第1位。おそらく全国どこの施設でもバルプロ酸が最もよく使用される抗てんかん薬とみてよいでしょう。海外ではどうか。英国での抗てんかん薬使用状況に関する報告[2]を見ます。診断後、最初に処方される薬剤を2000年から2010年まで集計しており、やはりバルプロ酸が1位です。ところが年齢別性別にみていくと、男女で経時的なトレンドに違いがみられます。男性では一貫してバルプロ酸が1位です。ところが女性では年々、バルプロ酸の使用頻度が減少し、2004年以降は2位になり、さらに減少傾向が続いています。トレンドの男女差は何を意味するのか。妊娠女性にバルプロ酸を避けているのですね。この報告では、さらに小児（18歳未満）を抽出しています。2000年から2010年まで、小児男子では一貫してバルプロ酸が1位で、大きなトレンドの変化はありません。一方、小児女子ではバルプロ酸が右肩下がりに減少し、2010年には2位に転落しています。先ほど「妊娠女性にバルプロ酸を避けている」と書きましたが、小児でも女子ではバルプロ酸

の処方件数が減少しています。ですから、ここは「妊娠女性」ではなくて「妊娠が予想される場合」と書くべきですね。実際に上述の「てんかん治療ガイドライン」では、そのように記載されています。

　ことばの使い方に注目して下さい。「妊娠が予想される場合」であって、「妊娠している」あるいは「妊娠を予定している」という表現ではありません。「予想」と「予定」では意味が異なります。「妊娠が予想される場合」とは、いますぐ妊娠を考えていなくても、将来的に妊娠の可能性がある場合が含まれます。いまの時点で具体的な「予定」がなかったとしても、将来の妊娠を「予想」して対策を立てなさいという意味です。したがって、初潮以降は配慮が必要です。中学生、高校生の女子も含めてこの問題を考えていきましょう。

　続いて③組み合わせ。妊娠女性が避けるべき組み合わせとして、次の2組があげられます[1]。

　バルプロ酸　＋　カルバマゼピン
　フェニトイン　＋　プリミドン　＋　フェノバルビタール

　中学生の女子に将来の薬物治療の説明の一環で「たとえば、バルプロ酸＋カルバマゼピンといった組み合わせは避けていく」と話したときのこと。その子のお母さんから「私、それを飲んでます」と言われ、どきっとしたことがあります。お母さんは、ご自身が中学生のときからずっとこの組み合わせで飲んでいたそうです。お子さんに奇形がなくて良かったですね。

　ガイドラインでは一般的なてんかんの治療指針としてバルプロ酸とカルバマゼピンが第一選択薬として推奨されています。一方、同じガイドラインの中で、妊婦に対してはこの2剤を併用しないように記載されているわけです[1]。私自身はこの2剤を併用することは滅多にありませんが、他院から紹介される患者さんでは、よく目にする組み合わせです（妊婦ではない、一般の患者さんの話です）。

「フェニトイン＋プリミドン＋フェノバルビタール」もリスクが高い組み合わせであり、避けるように記載されています。この組み合わせ。私の目から見ると、かなり奇怪です。この組み合わせで服用されている患者さんは少ないと思いますが、「フェニトイン＋フェノバルビタール」の合剤が販売されています。そういう組み合わせだと知らずに飲まれている患者さんが、おられるかもしれません。

　最後に①単剤療法。妊娠女性に限らず多剤併用を避け、単剤療法を推進しましょう。そのコンセプトは「シンプル処方でいこう」で紹介しましたね。どうしても併用が避けられない場合には組み合わせに注意します。米国と英国における調査では妊娠可能年齢（12〜45歳）の女性における現状は、「内服なし6％、単剤53％、2剤以上併用41％」と報告されています[3]。妊婦に限れば単剤治療中の症例は77％でした。かなり高い割合です。単剤が意識されていますね。

【文献】

1) 日本神経学会．てんかん治療ガイドライン2010．東京：医学書院；2010．
2) Pickrell WO, Lacey AS, Thomas RH, et al. Trends in the first antiepileptic drug prescribed for epilepsy between 2000 and 2010. Seizure. 2014; 23: 77-80.
3) Meador KJ, Penovich P, Baker GA, et al. Antiepileptic drug use in women of childbearing age. Epilepsy Behav. 2009; 15: 339-43.

7 妊娠女性へのバルプロ酸という悩ましき問題

　妊娠が予想される場合「バルプロ酸を避けることが望ましい」とされています[1]。バルプロ酸の何が問題とされているのでしょうか。
　①胎児に奇形
　②子どもの知能低下
　③子どもに自閉症

バルプロ酸は胎児に中枢神経系奇形を生じるリスクがあります[1]。バルプロ酸を服用している母親から生まれた子どもでは知能低下[2]、自閉症スペクトラム[3]が報告されています。妊娠マウスにバルプロ酸を投与した研究で、子マウスの海馬で神経幹細胞が枯渇するという報告もあります[4]。

ひゃー、なんてことでしょう。もう女性にはバルプロ酸を使いたくなくなりますよね。実際、欧州からはそういう意見が強いのです。2014年に欧州医薬品庁（European Medicines Agency: EMA）は極めて強い論調で女性と女児へのバルプロ酸投与に注意を喚起しました。この勧告は日本の専門医の間でも話題になり、かなりの騒動となりました。では、どうしたらよいか。「使わない」というのが一番簡単ですが、そうはいってもバルプロ酸は効果が高く、なかなか捨てがたい魅力のある薬剤です。EMAが強い勧告を出す以前から日本の専門医の間では「できれば女性にはバルプロ酸を控える」という考えは定着していました。胎児への影響は用量依存性なので少量なら許容できるし、バルプロ酸が特によく効くタイプのてんかんもありますので、一切使わないというのも過激と考えられてきました。日本のガイドライン[1]では妊娠女性におけるバルプロ酸について、

- 用量 1,000 mg/日以下
- 徐放剤

と記載されています。実際には 1,000 mg/日を超える高用量のバルプロ酸を女性に使う機会は滅多になく、いまどきは徐放剤が一般的ですから、このガイドラインは現状を追認したものと受け止めることができます。ところが欧州では次第に論調が高まり、2015年に日本よりも遙かに強い制限が提案されました。ILAE 欧州委員会（The Commission on European Affairs of the ILAE: CEA-ILAE）と欧州神経学協会（The European Academy of Neurology: EAN）の合同作業部会が 2015 年に発表した指針の概略を表 26 に示します。この勧告の大原則は第 1 項の

表26　女児および妊娠可能女性におけるバルプロ酸

①妊娠可能女性ではバルプロ酸を可能な限り避ける
②女児および妊娠可能女性における治療選択は、担当医と患者および場合によっては患者の代理人による共同の決断に基づいて行う
③バルプロ酸が最も有効な治療となる発作型やてんかん類型では、バルプロ酸とほかの代替治療選択のリスクとベネフィットについて話し合う
④バルプロ酸は焦点性てんかんの第一選択薬として使用しない
⑤バルプロ酸が最も有効な治療薬となるてんかん症候群ではバルプロ酸を第一選択薬として使用することができる（強直間代発作を伴う特発性全般てんかんを含む）
⑥妊娠の可能性が極めて低い状況ではバルプロ酸を第一選択薬として使用することができる
⑦バルプロ酸服用中の女児および妊娠可能女性は、最も適切な治療法について継続的に検討するために定期的にフォローアップする

（Tomson T, et al. Epilepsia. 2015; 56: 1006-19[6]）より榎，和訳）

通り「妊娠可能女性ではバルプロ酸を可能な限り避ける」です。もっとも、第5項のように特発性全般てんかんについては第一選択薬として使用することができます。ただし、その場合には条件があり、第3項のように「ほかの代替治療選択のリスクとベネフィットについて話し合う」ことが求められています。すなわち、第2項のように説明を行った上で「共同の決断に基づいて行う」のです。リスクを説明せずに、ただ処方を続けるのではダメということですね。相談の上、続けるという結論になった場合には「500〜600 mg/日以下」の少量とするように求められています。最も特徴的なのは第4項、焦点性てんかん（部分てんかん）への制限です。この場合には「抗てんかん薬の断薬」または「他剤への変更」が勧告されています。

　部分てんかんでは基本的にバルプロ酸は中止、全般てんかんでは中止を検討し、それが無理なら500〜600 mg/日以下の少量にとどめます。いずれにしても患者と家族に十分なリスクの説明が必要です。そういう

時代になってきたということです。

　厳しすぎる勧告のような印象もあるのですが、これが世界的なトレンドととらえ、私は努力を開始しています。その取り組みを次に紹介いたします。

【文献】
1) 日本神経学会．てんかん治療ガイドライン2010．東京：医学書院；2010.
2) Meador KJ, Baker GA, Browning N, et al. Cognitive function at 3 years of age after fetal exposure to antiepileptic drugs. N Engl J Med. 2009; 360: 1597-605.
3) Christensen J, Grønborg TK, Sørensen MJ, et al. Prenatal valproate exposure and risk of autism spectrum disorders and childhood autism. JAMA. 2013; 309: 1696-703.
4) Juliandi B, Tanemura K, Igarashi K, et al. Reduced adult Hippocampal neurogenesis and cognitive impairments following prenatal treatment of the antiepileptic drug valproic Acid. Stem Cell Reports. 2015; 5: 996-1009.
5) European Medicines Agency. Assessment report. Procedure under article 31 of directive 2001/83/EC resulting from pharmacovigilance data. 2014. http://www.ema.europa.eu/docs/en_GB/document_library/Referrals_document/Valproate_and_related_substances_31/Recommendation_provided_by_Pharmacovigilance_Risk_Assessment_Committee/WC500177352.pdf
6) Tomson T, Marson A, Boon P, et al. Valproate in the treatment of epilepsy in girls and women of childbearing potential. Epilepsia. 2015; 56: 1006-19.

8 社会に飛び立つ前に「妊娠を予想した治療計画」を立てる

　「妊娠女性への抗てんかん薬治療」（158ページ）では「予想」と「予定」は違うと書きましたね。わずか一文字の違いですが治療計画にかかわる重大なポイントなので、ここで再確認しておきます。

妊娠を予想	将来的に妊娠の可能性がある場合
妊娠を予定	妊娠を具体的に計画している場合

　「予想」では、いますぐ妊娠を考えていなくても、将来的に妊娠の可能性がある場合が含まれます。いまの時点で具体的な「予定」がなかっ

たとしても、将来の妊娠を「予想」して対策を立てていく必要があります。となると、初潮以降、10代で配慮が求められます。この年代を主に担当しているのは小児神経科医ですから、私たちこそ、しっかり対応を考えていかなければなりません。子どもだから妊娠の話なんて関係ない、小児神経科医の領分じゃない、なんてことはないのです。

　妊娠可能女性への対策は「予想」と「予定」でスタンスが異なると、私は考えています。
- 中高生で「妊娠を予想」している患者さんへの対策
- 成人で「妊娠を予定」している患者さんへの対策

　どこが違うかって、一番のポイントは、

<u>社会に飛び立つ前に治療方針を決める</u>

「シンプル処方のタイムリミットを考える」（121 ページ）でも同じフレーズで強調しました。発作が止まっている患者さんでは薬の変更に困難を伴います。薬を変更して、もしも再発したら。成人の場合には車の運転や仕事の面で大きな社会的制約を受けることになります。大人ではリスクを許容することが難しい。結局、そのまま同じ処方を続けるしかありません。先に紹介したようにバルプロ酸治療には問題が指摘され、他剤への変更を検討するように勧告されています。だからといって、何年も発作が止まっている大人の患者さんで、いまさらほかの薬剤へ変更するのは勇気がいります。少量ならそのまま続けるというのが一般的な考え方ではないでしょうか。

　ところが、子どもの場合には事情が異なります。中高生でも発作の再発は憂うべき出来事です。しかし、発作再発に伴う社会的制約は大人よりもずっと小さい。やるなら、いま。社会的制約の小さい、いまのうちに。

<u>成人では、いまさら変更できない</u>
<u>社会に出る前なら、まだ間に合う</u>

こう考えると、先に紹介した欧州の勧告は、まるで私たち小児神経科医に向けて発信されているように感じます。
　小児神経科医こそ、社会に飛び立つ前に「妊娠を予想した治療計画」を立てよ
　「妊娠の話なんて、あれは大人の問題」、「小児神経科医は関係ない」なんて言っていられません。いま担当している小児患者の5年後、10年後を考えましょう。大人になり、社会に出て行きます。その頃は小児神経科医の手を離れて、成人診療科のドクターにバトンタッチされているでしょう。バトンを受け取った神経内科医の立場として、急に薬を変えるなんて、いまさらできません。発作が止まっている患者さんの薬剤を変更する。大人になるとほとんど実行不可能です。だったら、私たち小児神経科医がやるしかないじゃないですか。

　バルプロ酸を避ける。断薬あるいは他剤への変更を検討する。特定の組み合わせを解消する。こういった薬物治療の見直しが必要です。私は開始しています。
　成人に達しても服薬を継続すると予測されるケースでは治療を再検討する
　具体的には、
　特発性全般てんかん（特に若年ミオクロニーてんかん）
　症候性局在関連性てんかん（特にMRI異常のある場合）
では、バルプロ酸から他剤への置換を実行しています。
　新規抗てんかん薬は妊娠女性への安全性が比較的高いとされていますので、
　ラモトリギン
　レベチラセタム
に置換するのです。
　若年ミオクロニーてんかんの女子の場合には、診断時にバルプロ酸の

メリットとデメリットを説明しています。保険適応の制約から、小児では初診時にいきなり新規抗てんかん薬を開始することは難しいので、いったんバルプロ酸で開始し、しばらく発作が止まったことを確認し、高校入学後に置換を開始することが多いですね。

　この置換作業。大半はうまくいっております。しかし、残念ながら全例ではありません。一部の患者さんで発作が再発しました。再発させるとは、けしからん。結果論的にはその通り、けしからんことです。再発のリスクを許容できるかどうか。やるならいましかない、という背景を、きちんと本人と家族に説明し、納得してもらえていたら、再発のリスクは許容できるはずです。
　薬剤の変更には発作の再発や新たな副作用のリスクがあります。だからといって立ち止まるのではなく、
　少しの勇気を持って前に進んでいきたい

7 てんかん外科で完治を目指せ

　難治てんかんを外科で治す。いまは、こういう時代です。私は長年、てんかん診療を担当してきましたが、浜松でてんかん外科を目の当たりにして、強烈なインパクトを受けました。日本では海外先進国に比べて、てんかん外科の普及が遅れています。なぜ遅れたのか。脳機能の失調を外科手術で治すというと、かつての精神外科を連想してしまい、否定的にとらえられてきたという歴史もひとつの理由でしょう。てんかん外科治療に対する偏見と無理解がまだまだ根強いと感じます。手術でてんかん発作が消失し学校や職場に復帰している患者さんはたくさんいます。てんかん治療は薬物療法が主役ですが、難治例では手術の可能性も考えていく必要があります。ケースによっては早期手術が望ましい場合もあります。薬物療法を担当している内科系医師こそ手術適応を理解しておくべきでしょう。薬剤は「発作を抑えるだけ」の治療です。ところが、てんかん外科は「完治」を目指します。発作もない、薬も飲まない。てんかんからの真の解放。てんかん外科なら期待できますよ。

1 治療期間のタイムリミットを考える

　早く手術して、早く発作を止める。もちろん、そうしたいです。一方で、てんかん治療の基本は薬物療法です。個々のケースについて「薬でいくのか、手術でいくのか」判断が求められます。

　往々にして、この判断が曖昧になり、結局、時間ばかり経ってしまうということがあります。あえて悪口を言わせてもらえば、「だらだらと効きもしない薬物治療を続けている」「漫然と、未来を考えずに薬を出している」ケースが多すぎます。

　いま、「ケースが」と書きましたが、これは違いますね。「医師が」と書くべきところですね。

　薬剤使用歴が3剤を超えると、発作抑制の確率はかなり低くなります*1。4つ、5つ、6つ……。どんどん薬を追加して、それで最終的に発作が止まればよいですが、止まりきらずに何年も（成人では何十年も）経ってしまう。空費された時間が惜しい。発作が止まらずに時間が経つと、どんな悪いことがあるか。数々のデメリットのうちで最も憂うべきは知能の問題です。

　てんかん外科手術症例において罹病期間と術前IQを比較したデータがあります。罹病期間が長いほど術前IQが低いという相関関係が報告されています[1]。発作が止まらずに長期間経過すると、次第にIQが低下するのです。多くの論文で同様の知能低下が報告されています。

　特に子どもでは、長年続く発作による発達への悪影響が心配です[2]。手術によって発作を止め、発達への悪影響を阻止する。手術の目的は発作消失だけではありません。その後の"cognitive recovery"も期待するのです[2]。子どもといっても乳児から学童まで年齢はさまざまです。Bergらの報告[3]では、薬剤抵抗性で発作未抑制の場合、発症時の年齢が小さいほど8〜9年後のIQ低下が顕著でした。発症年齢が低いほど繰り返す発作の悪影響を受けやすいことが示唆されています。このよう

な小児の特性を考慮し、日本てんかん学会の「てんかん外科の適応に関する指針[4]」にはこのように記載されています。

　小児では2年を待たず、より積極的に外科治療を考慮した方がよい

いいですか。「2年を待たず」ですよ。

　もうひとつの問題点として、時間が経つと発作が止まりにくくなるという特徴をあげておきましょう。難治性の前頭葉てんかんで罹病期間5年未満と5年以上の術後成績を比較した論文では、術後の発作消失率は前者の方が良好であることが明らかにされています[5]。

　とにかく時間がないのです。早く決着をつける。特に子どもでは発達予後を改善したいので、タイムリミットを考えながら治療を進めていく必要があります。

　ここで私たちの取り組みを紹介します。図6に聖隷浜松病院てんかんセンターにおける直近のデータを示します。年齢別にてんかん外科手術件数の推移を見ていきます。15歳以下の小児では右肩上がりに件数が増加しています。一方、16歳以上ではやや減少傾向です[*2]。経時的に見て手術の総数は変わらないのですが、年齢別の比率には変化が見られます。前期（2010〜2012年）と後期（2013〜2015年）に分けますと、小児手術件数の割合は前期15.5％から後期33.5％へ倍増しました。小児では実数も割合も、ともに増えています。

　子どものてんかん外科手術が増えている

　なぜ、子どもの手術件数が増えているのか。背景にはいくつもの要因があるでしょう。ひとつだけ強調するとすれば、

　子どもの発達への悪影響を阻止する意図

　これが、かなり大きなウェイトを占めていると考えています。発作未抑制だと長期的にはIQが低下すると報告されているのでしたね。これ

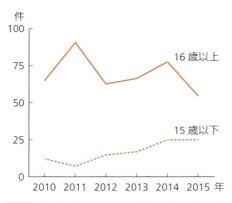

図6 年齢群別てんかん外科手術件数の推移

聖隷浜松病院てんかんセンターの実績。
迷走神経刺激装置植込み術を含む総件数です。
手術時年齢15歳以下の症例数が増えています。
一方、16歳以上の手術件数は、むしろ減少傾向です。

は由々しき事態ですから、外科治療によってIQの低下を阻止したいと考えます。小児では発症年齢が低いほど、難治化した場合のIQ低下が顕著です[3]。したがって、小さな子どもこそ早期手術を検討していく必要があります。

「小さな子どもこそ手術で」という意識を持つ

特に小児で手術件数が増えている背景として、この意識が重要です。もちろん成人でも難治例には手術を進めていくわけですが、子どもの場合には成人よりも早めの手術を検討する、そういう意識を持って診療に臨んできた結果が数値に現れていると考えています。難治化した症例だけではなく、「難治化が予想される症例」でも、早期から外科治療を候補と考えて治療を進めています。

てんかんの外科治療は特に北米で先行しました。米国での調査では、最近の手術件数は小児での増加が目立ちます[6]。

難治てんかんは手術で治す、特に子ども

という思想が根底にあり、小児期に積極的に手術が推進されてきた結果でしょう。

では、どういうケースで外科治療を考慮すればよいのか。適応を探っていきます。

*1 薬剤使用歴と発作抑制率の関係は「てんかん外科手術の適応」(173 ページ) でデータを紹介します。

*2 当院では成人の手術件数が減少傾向ですが、新病棟建築中で仮病床運用の影響もあります。2016 年夏には EMU (epilepsy monitoring unit) 専用病床が完成しますので、スムーズな診療ができるでしょう。

【文献】
1) D'Argenzio L, Colonnelli MC, Harrison S, et al. Cognitive outcome after extratemporal epilepsy surgery in childhood. Epilepsia. 2011; 52: 1966–72.
2) Van Schooneveld MM, Braun KP. Cognitive outcome after epilepsy surgery in children. Brain Dev. 2013; 35: 721–9.
3) Berg AT, Zelko FA, Levy SR, et al. Age at onset of epilepsy, pharmacoresistance, and cognitive outcomes: a prospective cohort study. Neurology. 2012; 79: 1384–91.
4) 日本てんかん学会．てんかん外科の適応に関する指針．てんかん研究．2008; 26: 114–8.
5) Simasathien T, Vadera S, Najm I, et al. Improved outcomes with earlier surgery for intractable frontal lobe epilepsy. Ann Neurol. 2013; 73: 646–54.
6) Pestana Knight EM, Schiltz NK, Bakaki PM, et al. Increasing utilization of pediatric epilepsy surgery in the United States between 1997 and 2009. Epilepsia. 2015; 56: 375–81.

2 てんかん外科手術の適応

てんかん外科手術は難治てんかんへの対処法として有力な選択肢です。難治てんかんとは、どういう場合をさすのでしょうか。「てんかん治療ガイドライン[1]」(日本神経学会 2010 年) では、難治てんかん (薬剤抵抗性てんかん) を次のように定義しています。

> そのてんかん症候群または発作型に対し適切とされている主な抗てんかん薬2〜3種類以上の単剤あるいは多剤併用で、かつ十分量で、2年以上治療しても、発作が1年以上抑制されず日常生活に支障をきたす状態

　また、日本てんかん学会の「てんかん外科の適応に関する指針[2]」では、「薬剤抵抗性の見極めと手術時期」について、次のように記載されています。

> 2ないし3種類の抗てんかん薬による単剤または併用療法がなされている
> 発作が2年以上続いている

　2つのガイドラインに共通するキーワードは、
- 2〜3種類の抗てんかん薬
- 2年以上、発作が続く

　このような条件に当てはまる場合は、今後、さらに薬を工夫しても発作が止まる可能性はかなり低いので、外科手術が可能かどうか検討しましょう、という指針です。

　薬で発作が止まらない難治てんかんの割合はどのくらいでしょうか。「てんかん治療ガイドライン[1]」ではKwanらの論文[3]を引用して、次のように解説しています。思春期以降の未治療のてんかんに対して薬を開始した場合、

抗てんかん薬使用順次	発作が消失した患者の割合
1番目	47%
2番目	13%
3番目	4%

§7 てんかん外科で完治を目指せ

　1番目に処方された薬で発作が止まる患者さんは半分弱です．2番目あるいは3番目の薬では，最初に比べるとずいぶん効果が落ちていますね．3剤目までの単剤もしくは併用で累計6割強の症例で発作が消失しています．しかし，残りの症例では3つの薬を使っても発作が止まらないのです．この段階でさらに4番目の薬を使って効果が出るか．あまり大きな期待はできません．4番目の薬が効果を発揮する確率はかなり低いので，「2〜3種類の抗てんかん薬」で発作が止まらない場合を「難治てんかん（薬剤抵抗性てんかん）」と呼ぶわけです．

　子どもの場合は大人よりも薬剤有効率が高いことが知られており，1番目の薬で治療が成功する割合は約70％です[4]．大人に比べると薬の効果は高いのですが，子どもでも薬剤抵抗性の場合があります．難治てんかんであれば，小さな子どもでも外科手術の検討対象になります．

　私たちが開催している市民公開講座では，てんかん外科手術を受けられた患者さんの体験談を聞くコーナーを設けています．手術を受ける前の発作の状況，心境，そして術後の状態．手術の前と後で生活がどう変わったか．打ち合わせもなく，ぶっつけ本番で数百人の前で話していただきました．私は司会を担当しましたが，患者さんに自らの言葉でどんどん語っていただきましたので，司会の仕事はなくもよいくらい．まだ手術を受けていない，ほかの患者さんへの熱いメッセージをいただき，司会役ながら，私自身感動しました．

　さて，市民公開講座では多くの聴講者からこんな感想をいただきました．

　てんかんを手術で治すとは知らなかった
　2剤・2年のガイドラインがあるとは知らなかった

　選択肢のひとつとして外科治療を説明していく必要性を感じました．薬剤抵抗性の患者さんがすべて手術の対象となるわけではありませ

ん．ガイドラインの意図は「手術しなさい」というものではなく，「手術が可能かどうか考えていきましょう」という趣旨と理解しています．薬物療法のみでは改善が見込めない患者さんはたくさんいます．ケースごとに，てんかん外科治療を検討してみる必要があります．

【文献】
1) 日本神経学会．てんかん治療ガイドライン2010．東京：医学書院；2010.
2) 日本てんかん学会．てんかん外科の適応に関する指針．てんかん研究．2008; 26: 114-8.
3) Kwan P, Brodie MJ. Early identification of refractory epilepsy. N Engl J Med. 2000; 342: 314-9.
4) Dudley RW, Penney SJ, Buckley DJ. First-drug treatment failures in children newly diagnosed with epilepsy. Pediatr Neurol. 2009; 40: 71-7.

§7 てんかん外科で完治を目指せ

コラム

てんかん外科に慎重だった頃を自省する

　てんかん診療を学び始めて30年経ちました。現在の視点から過去を振り返ると、自分自身の至らなかった点が目に余ります。大きな汚点はてんかん外科に対する無理解。もともと私自身はてんかん外科治療に懐疑的でした。「薬物治療こそ我が使命」と信じて疑わず、正直に申し上げますと外科治療を軽んじていました。「コラム：是非、この薬でお願いします」（136ページ）のように、内科学を王道と信じる気持ちは今でも変わりありませんが、外科治療を軽んじてきた自分自身については大いに反省しています。

　聖隷浜松病院てんかんセンターでは図6（172ページ）のように多くの小児てんかん外科症例を経験し、外科治療のインパクトに圧倒されました。私たち小児神経科医が何年も苦労して薬剤調整して全く手応えのなかった症例を、てんかん外科医では1日で治してしまいます。こんなにあっさりと治るなら早くオペをすればよかった、という経験を積むにつれ、最近では、初診時からオペか薬か考えながら治療を進める習慣がつきました。

　周りには、まだ外科治療に懐疑的な小児神経科医がちらほら。昔の自分を見ているようで、もどかしい思いです。

3 社会に飛び立つ前に発作を止めたい

　てんかん外科の適応は、薬剤抵抗性てんかんです。種々のガイドラインを総合しますと、「2～3剤の抗てんかん薬を使用しても2年にわたり発作が抑制できない場合」はてんかん外科の適応となります。最終的には、てんかん分類、焦点部位、MRI異常の有無、年齢、全身状態を考慮して判断しますが、「2年、2～3剤」の段階で、いったん手術の検討が求められます。子どもでは2年の制約はなく、より早期に手術を検討することが可能です。

　具体的な事例として「症例：症候性てんかんこそ、シンプル処方でいこう」(118ページ) を例にあげます。このケースの特徴は、
- 3剤の抗てんかん薬に反応せず
- 右側海馬硬化
- 治療開始後1年にわたり発作が続く

　抗てんかん薬は既に3剤使用され、効果がなく、器質性病変が証明され、発作が1年間止まっていません。小児では2年待つ必要はないので、この時点で、てんかん外科を検討していきます。PET、SPECT、ビデオ脳波モニタリング、神経心理。これらの検査を実施しながら、同時に薬剤を調整しました。

　海馬硬化症を伴う内側側頭葉てんかんは手術成績が良いことが知られています。日本てんかん学会のガイドライン[1]には、このように記載されています。

> 内側側頭葉てんかんと限局した器質病変による症例、あるいは一側半球の広範な病変による症例では、手術成績が優れているので、早期から外科治療を視野に入れて診療し、手術のタイミングを逃さないこと。
> 発作によるQOLの影響を重視すると、手術の成功率が高く、機能障害も軽くて受容できるならば、2剤・2年後の発作消失率に賭けるよりは、外科治療に期待した方がよいという考え方が成り立つ。

§7 てんかん外科で完治を目指せ

2剤・2年後の発作消失率に賭けるよりは、外科治療に期待した方がよい

まさに名言。私はこの一文が気に入って、講演のたびに紹介しています。

このケースは右利きで、おそらく左半球が優位側です。海馬硬化は右側ですから、非優位半球側に相当する可能性が高い。非優位半球の海馬硬化であれば、それこそ「外科治療に期待した方がよいという考え方」が成り立ちます。そこで外科治療の準備を進めつつ、同時に新たな治療としてレベチラセタムを試しました。薬剤に反応しなければ手術でしたが、レベチラセタムで発作が止まり、手術は行いませんでした。Wadaテストは未実施で優位半球の同定はしておりません。このケースでは初めの3剤の薬物治療が十分ではないと判断し、4剤目としてレベチラセタムを追加しております。さらに5剤目、6剤目を使うつもりはありませんでした。

薬はどこまで試してもよいのか。

抗てんかん薬は20種類ほどです。ひとつずつ順番に試すと、かなり時間がかかります。ひとつの薬の効果をみるのに必要な期間はどのくらいか。仮に3カ月とすれば、

3カ月 × 20種 ＝ 60カ月

順に試すと5年かかる計算です。現実には、てんかんの分類ごとに適切な薬剤が異なりますから、ひとりの患者さんに20種類もの薬剤を試すことはありません。しかし、長年にわたって通院されている成人の場合、いままでに10種類以上の薬を試したという患者さんもいます。

2剤併用はどうでしょうか。20種の中から2つを選んで組み合わせると、かなりの数の選択肢となります。3剤あるいは4剤併用という患者さんもおられます。こうなると組み合わせは数千通り。

昔は抗てんかん薬の種類が少なかったので、順番に試してみるという

治療もできたでしょう。しかし、現代では抗てんかん薬の種類が増えています。どの組み合わせが効くのか。

組み合わせをひとつひとつ試したら、一生かかっても終わらない

薬物治療は、どこかで線を引かないと際限がありません。術前に試す薬剤は 2、3 種類までです。3 つの薬剤が単剤なら選択肢は 3 通り。併用療法で組み合わせを考えても、たかだか数通り。全部試したとしても、そんなに時間はかかりません。数千通りというわけではないのです。

成人では薬の調整を 20 年とか 30 年とか、長年にわたり続けている方がいます。しかし、2、3 種類の薬の効果判定に何十年もかかるはずはありません。

子どもを発作のない状態で通学させたいし、社会に出て困らないようにしたい。

数千通りの組み合わせの中から順に試して、結局、発作が止まらず。気づくと 10 年たっていた。そろそろ卒業。就職はどうしよう。

こういった事態にならないよう、子どもが「社会に飛び立つ前に発作を止めたい」のです。社会に出る前に発作を止めることができるか。社会に飛び立つときに発作がある場合、ない場合。その子のこれからの人生を考えます。

治療に費やす時間は限られています。

限られた時間を有効に

時間を有効に活用する方法として、「包括的てんかん診療」が有利です。さらに続けていきます。

【文献】
1) 日本てんかん学会．てんかん外科の適応に関する指針．てんかん研究．2008; 26: 114-8.

4 包括的てんかんセンターにおける小児神経科医の役割

　手術適応のケースかどうか、誰が判断するのでしょうか？

　ふだん子どものてんかんをみているのは小児神経科医です。だったら手術適応を判断するのは小児神経科医です。脳外科医は相談を受ける立場です。小児神経科医から脳外科医に相談を持ちかけなければ、手術計画は始まりません。家族への説明もしかり。手術という治療選択があることを医師から切り出し、具体的なメリット、デメリットを患者に説明します。医師から説明しなければ、患者や家族が手術を自発的に希望する、そんなことは、まずないですね。小児神経科医から患者へ選択肢のひとつとして外科治療を提案する。これが最初のステップです。

　難治てんかんは手術で治す、特に子ども

という思想を、小児神経科医自身が持ち、自らアクションを起こさなければ、事は先へ進みません。

　日本でも以前に比べると手術件数は増えてきましたが、まだまだ普及しているとは言えません。日本てんかん外科学会の推計[1]では、現在、日本における手術数は年間500件程度*ですが、「欧米の統計から人口割で推定すると、年間3,000件の手術が必要と考えられる」とされています。

　日本では「てんかんを外科手術で治す」という発想が十分には受け入れられていません。てんかんを診ている医師も外科治療に消極的な場合が少なくないのです。「子どものてんかんを開頭術で治療するなんて考えられない」、「そこまでする必要はない」と、堂々と述べられる（特に年配の）小児神経科医に、こっちがびっくりします。でも、気持ちはわかるんですよ。なぜかというと、かつて私自身もそうだったから。「コラム：てんかん外科に慎重だった頃を自省する」で告白しております。

現在、私は包括的てんかんセンターに勤務して、積極的に外科手術を検討しています。本書プロローグで包括的てんかんセンターの仕組みを紹介しました。垣根を越えて一体化というコンセプトです。内科治療とか外科治療とか、診療科の垣根を越えて共同作業を行っていきます。私たち小児神経科医が外科治療の適応を検討しつつ、同時に薬物治療を行います。症候性てんかんと判断したら、最初から外科治療を念頭において薬物治療を始めています。

　薬物治療を無効と判定した後に外科治療を検討するのでは遅い

　そうです。遅すぎます。

　小児では2年を待たず、より積極的に外科治療を考慮した方がよい

　時間との勝負です。特に限局した器質病変による症例では、

　2剤・2年後の発作消失率に賭けるよりは、外科治療に期待した方がよい

とされていることを、小児神経科医がよく理解しておかなければなりません。明瞭な巨大MRI病変を持ちながら、何年も薬を使って、結局、発作が止まらない。外科治療への無理解がもたらす悲劇です。

　初めの質問に戻ります。手術適応を誰が判断するのか？

　まず小児神経科医が考えるべきです。聖隷浜松病院てんかんセンターでは、この原則で運営しています。

　子どものてんかんの手術適応は小児神経科医が判断する

　てんかん外科にはさまざまな術式があります。切除術、遮断術、迷走神経刺激療法など。脳外科医と相談しながら、具体的な術式についても小児神経科医から提案していきます。術前検査、もちろん、小児神経科医が担当します。術中も手術室に入り、術中脳波を確認したり、ときには覚醒下手術で機能野同定を担当したり。術後の全身管理、これも小児神経科医の仕事です。外科治療には一定の合併症がありますが、ふだんから術後管理も担当しているので、小児神経科医自身が合併症もよく理

解することができます。重度の身体障害がある場合、本人の全身状態を
みて、合併症のリスクを判断していくのも小児神経科医の仕事です。リ
スクが大きいと判断したら、より低侵襲の治療を考えていきます。

　薬物治療を担当する小児神経科医が、同時に手術適応も考えていく。
この仕組みはとても効率的です。市民公開講座で「薬を飲み続けて30
年になります。治りますか？」という質問を受けました。10年も20
年も薬で治療を続け、それでも発作が止まらないから手術を考える。い
や、そうではなくて、初診時から常に手術の可能性を念頭において薬で
治療をしていくのです。そのための仕組みがてんかんセンターにはあり
ます。
　この薬を使っても効かなければ、次はこれを使う。それでも発作が止
まらなければ、手術を検討する。こうして、未来に向かって具体的な計
画を立てていく。
　てんかんの診断が確定した、その瞬間から、未来への作戦開始です。

　これが包括的てんかんセンターにおける小児神経科医の業務です。か
つて、てんかん外科手術に懐疑的だった私が、いまはこんな仕事をして
おります。よかったら仲間に加わりませんか。面白いですよ。きっと新
しい発見があります。

* 　日本てんかん外科学会ホームページ（2016年6月アクセス）には年間500件程
　度と記載されていますが、最新のデータですと日本の手術実績は年間1,000件程
　度と言われています。

【文献】
　1）日本てんかん外科学会ホームページ．http://plaza.umin.ac.jp/~jess/field.html

5 てんかんはチームで診療

　大学病院では硬直した縦割りの診療体制の弊害を目の当たりにしました。それぞれの診療科で診察していても、横の連絡は乏しいので、情報の共有が不十分です。

　いまの勤務先は民間病院の包括的てんかんセンター。私が診察している、すぐ隣の部屋でてんかん外科医が外来を開いています。MRI 画像を持参してきた初診の患者さん。うーん、この MRI なら手術だな。すぐ隣の部屋に行って、その場でてんかん外科医とディスカッションを始めます。こうして初診日に患者さんに手術を提案し、入院日を決める。日常的な出来事です。てんかん外科医と小児神経科医が同じセンター内にいる。距離が近く、互いの顔が見えます。てんかん診療はチーム医療の時代です。スタッフ同士の顔が見える関係が理想的です。

　ずいぶん昔。大学病院で私が担当していた難治てんかんの子ども。てんかん外科医に手術を依頼することになりました。先方は高名なドクターでしたが、ずいぶん遠方で、私はこの先生のお顔を見たことがありませんでした。名前しかしらない医師に紹介状を書く。先方から返事が届く。すべて手紙のやり取りです。手術の詳細を文字情報だけで全容を理解するのは難しい。

　現実には、全国の大半の小児神経科医にとって、てんかん外科はブラックボックスです。転院先のてんかん外科施設でどのような術前評価を受け、具体的な手術の様子はどうだったのか。紹介元の内科系医師には詳細が伝わりにくいでしょう。

　一方、包括的てんかんセンターではどうか。術前にカンファレンスを開いて治療方針を相談します。どういう術式を選ぶか。てんかん外科医が単独で判断するのではなく、内科系医師もディスカッションに加わって決めていきます。手術の対象となるのか、ならないのか、誰が判断するのか。手術適応、術式といった医学的判断は、本来、外科医の領域で

すが、私たちの施設の場合は小児神経科医とてんかん外科医の合議制です。薬物治療を担当している内科系の主治医が、並行して外科適応についても考えていくことができます。同時進行ですから、時間を節約できます。包括的てんかんセンターならではのメリットです。

　<u>互いに顔が見える距離で多職種のスタッフがチームを組む。</u>

　これからのてんかん診療のスタイルは、こうでなくては。

患者さんからの「フォロー」に応えたい

　てんかんの市民公開講座を開催しました。参加者は 600 名ほどで、ご本人または身近な方がてんかん患者という方が 8 割でした。当日のプログラム。まず、当院スタッフによる講演。次いで、てんかん外科手術を受けられた患者さんの体験談。最後に質問にお答えするコーナー。これが 1 日目の構成です。翌日は個別相談会。数十組の方の相談に応じました。

　私たちの市民公開講座はこれで 9 回目です。1 回目は 2008 年でした。てんかんの講演会に人が集まるのか？　広報も不十分だし、ほんとに参加してくれる人があるのか？　開催前は心配していました。

　さて、当日。蓋を開けてみると 300 人ほどの参加者があり、予想を上回る反響で、ほっとしました。わずかな広報で、こんなにたくさん人が集まる。正直、驚きました。てんかんに関する情報を求めている人は多い。実感しました。

　講演会の良いところは、会場の空気を感じられることです。人間って不思議ですね。「空気を感じる」というような抽象的なワザを持っているのです。医師対象の学術講演では、会場の「空気」が「フォロー」だったり、「アゲインスト」だったり。「フォロー」だと調子が出ますし、「アゲインスト」だとへこみます。「アゲインスト」にますます燃え上がる、というような強靭な闘争力は持っていませんから。まあ、学生への講義ではフォローでもアゲインストでもない「無風」のことがありますけどね。

　さて、市民公開講座の話でしたね。壇上に立ちますと、数百の視線が注がれます。医療関係者向け講演会ではあまり経験したことがない、強烈な視線です。そして風は「フォロー」。いきおい、こちらもテンションが上がります。

　質問のコーナーでは、会場から次々と手が上がります。数百人の前で手を挙げて質問する。かなり勇気がいるでしょうね。

　セミナー開始前、座席が前から順に埋まる。

　みなさんの熱意を、感じ取りました。

§7 てんかん外科で完治を目指せ

困っている、悩んでいる。だから、情報を求めている。
この「フォロー」に応えたい。
これこそ、私たちスタッフの日々の仕事の原動力になります。

エピローグ　社会に飛び立つ前に治療方針を決める

　私のライフワークは「子どものてんかん」。30年やってきて、最近、仕事が面白くてしかたありません。でも30年の間には、つまらんなー、と感じた時期がなかったわけではありません。外科医はいいよな、手術で治すし。小児神経科医は薬を出すだけ。これじゃ、○○製薬△△病院出張所みたいなもの、と自虐的になったり。隣の芝生が青く輝いて見えた時期もありましたね。

　小児神経科医の役割、何をどうすればいいのか、強みは何か。

　ふと気付いたのが「子どもは成長し、やがて大人になる」という、まあ実に単純なこと。小児神経科医は、この子たちが大人になる、その道筋をサポートすべきじゃないか。そうなると、やるべきことは山積しています。

　この本では、あちこちでこのフレーズを繰り返しました。

　　　社会に飛び立つ前に

　まず第一に発作を止めること。社会に出る前に発作が止まるかどうか。その子の人生に甚大な影響があります。薬でいくのか、手術でいくのか。判断を何十年も先延ばしにできない。タイムリミットを設定し、逆算していくと、時間がなくて忙しくて。緊張感を保って仕事を進めていかないと間に合いません。猛烈に作業を急ぎます。

　発作を止めることができても、それで終わりじゃありません。これから先、何十年も薬を飲み続けるなら、

　　　シンプル処方でいこう

　2、3年の近い未来ではなく、ずっと先の、遠い将来を見据えて治療を考える。シンプル処方を「社会に飛び立つ前に」完成させる。これもタイムリミット。また、猛烈に忙しい。

　小児神経科医にしかできないことは何か。

　　　社会に飛び立つ前に治療方針を決める

てんかんの患者は子どもが多いし、全国のてんかん専門医の半数は小児科医です。

　学生、研修医、若手の小児科医の中から、将来、子どものてんかんを専門にする医師が育ってほしいと思います。

　やりがいのある仕事です。選んで良かったと自信を持って言えます。

　これからもこの領域で頑張るつもりです。

索引

和文

意識消失発作　　　　　　　56, 58
うつ熱　　　　　　　　　　99, 145
外傷性てんかん　　　　　　　　87
海馬硬化　　　　　　118, 123, 178
海馬硬化症を伴う
　内側側頭葉てんかん　　　58, 178
ガバペンチン　　　　　　　102, 143
カルバマゼピン　　10, 54, 85, 86, 87,
　　　　　　93, 118, 121, 122, 126,
　　　　　　129, 133, 135, 153
機会発作　　　　　　　　　　83, 92
急性症候性発作　　　　　　　　67
強直間代発作　　　　　　　40, 145
クロバザム　　　　　　　　　　129
軽症胃腸炎関連けいれん　　　82, 91
けいれん閾値　　　　　　74, 81, 81
結果単剤　　　　　　　　　123, 147
血管迷走神経性失神　　　　　　59
欠神発作　　　　　　　　　　　86
後頭葉てんかん　　　　　　　　130
抗ヒスタミン薬　　　　　　80, 82, 84
合理的併用　　　　　　　　132, 134
ジアゼパム　　　　　　　　92, 112
自動症　　　　　　　　　48, 60, 118
若年ミオクロニーてんかん
　　　　　　　　40, 53, 87, 135, 166
ジャメブ（未視感）　　　　　　61
重積　　　　　　　　5, 107, 108, 111
状況関連性発作　　　　　　　83, 92
症候性局在関連性てんかん　　　166

初回発作　　　　　　64, 66, 138, 140
心因性非てんかん性発作　　　53, 54
新規抗てんかん薬　　　　　　　143
スチリペントール　　　　　　　146
前頭葉てんかん　　　　　　　　54
全般発作　　　　　33, 36, 39, 45, 49,
　　　　　　　　60, 85, 121, 156
相互作用　　　　　　　　　　　134
ゾニサミド　　　　　　　　99, 102
単剤療法　　　　　　　123, 148, 159
単純部分発作　　　　　　　　　60
チック　　　　　　　　　　10, 52
中心側頭部棘波を示す
　良性てんかん　　　　　　　9, 10
中毒性表皮壊死症　　　　　145, 152
定型欠神発作　　　　　　　　　145
テオフィリン関連けいれん　　78, 84
デジャブ（既視感）　　　　　　61
てんかん外科　　　　118, 170, 171, 173,
　　　　　　　　177, 178, 181, 184
てんかん性スパズム　　　　　　40
てんかんセンター　　　　　　　2
てんかん分類診断　　　　　29, 30, 33
特発性局在関連性てんかん
　　　　　　　　　　10, 50, 124
特発性全般てんかん　　53, 163, 166
トピラマート
　　　　　　99, 102, 118, 126, 144, 156
内側側頭葉てんかん　　　　　　178
難治てんかん　　　　　173, 175, 181
二次性全般化　　　　　　10, 60, 141

二次性全般化発作		薬疹	145, 152
	46, 49, 118, 120, 140, 143	ラモトリギン	
脳波・臨床症候群	58		86, 121, 134, 145, 149, 166
発汗障害	99	ルフィナミド	146
バルプロ酸	88, 118, 121, 126, 134,	レベチラセタム	87, 88, 118, 122,
	136, 155, 159, 161		133, 145, 149, 166

光感受性 88
光突発反応 87
フェニトイン 153
フェノバルビタール
　　　　　　86, 93, 136, 153
複雑部分発作 42, 60, 118
部分発作　33, 36, 39, 45, 60,
　　　　　　121, 141, 143
プリミドン 153
併用療法 123, 148, 180
包括的てんかん診療 2, 180
包括的てんかんセンター
　　　　　　132, 181, 184
抱水クロラール 93
ホスフェニトイン 93
発作型診断　29, 31, 33, 36, 39, 45
ミオクロニー発作 40, 86, 88
身振り自動症 48
薬剤抵抗性てんかん 173, 175, 178
薬剤誘発性けいれん 80

欧文

acute symptomatic seizure　67
BECTS（benign epilepsy with centrotemporal spikes）
　　　　　9, 10, 50, 52, 58, 65, 86, 124
Dravet 症候群　86, 108, 110, 146
electroclinical syndromes　58
Gastaut 型　70
JME（juvenile myoclonic epilepsy）
　　　　　87
Lennox–Gastaut 症候群　145, 146
Panayiotopoulos 症候群　40, 49
PNES（psychogenic non-epileptic seizure）　53, 54
remote symptomatic etiology
　　　　　67, 141
Stevens–Johnson 症候群　145, 152
Todd 麻痺　54
West 症候群　58

●著者略歴

榎　日出夫（えのき　ひでお）

聖隷浜松病院てんかんセンター長 兼 小児神経科部長

1961 年　岡山市生まれ
1986 年　岡山大学卒業
1990 年　岡山大学大学院修了

- 岡山大学医学部小児神経科で故・大田原俊輔教授にてんかん学の指導を受ける。
- 東京大学大学院認知・言語神経学で神経心理学の研究に従事。
- 聖隷浜松病院で包括的てんかんセンターを立ち上げる。
- 小児科専門医、小児神経専門医、てんかん専門医・指導医、頭痛専門医、漢方専門医、日本臨床神経生理学会認定医（脳波分野）、日本EMDR学会認定 part 2 トレーニング修了。
- 日本小児神経学会評議員、日本臨床神経生理学会代議員を務める。

てんかん診療　はじめの一歩
──シンプル処方のすすめ　　ⓒ

発　行	2016 年 6 月 1 日　1 版 1 刷 2017 年 6 月 30 日　1 版 2 刷
著　者	榎　日出夫（えのき　ひでお）
発行者	株式会社　中外医学社 代表取締役　青木　滋 〒162-0805　東京都新宿区矢来町 62 電　話　　（03）3268-2701（代） 振替口座　　00190-1-98814 番

印刷・製本／三和印刷（株）　　＜KS・SI＞
ISBN978-4-498-22860-3　　Printed in Japan

JCOPY　＜(社)出版者著作権管理機構 委託出版物＞

本書の無断複写は著作権法上での例外を除き禁じられています．複写される場合は，そのつど事前に，(社)出版者著作権管理機構（電話 03-3513-6969，FAX 03-3513-6979，e-mail: info@jcopy.or.jp）の許諾を得てください．